U0067834

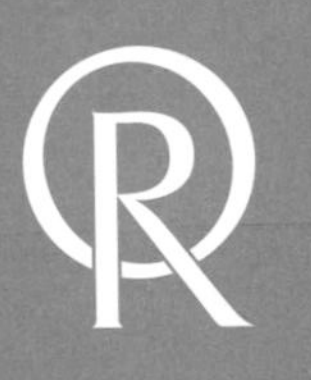

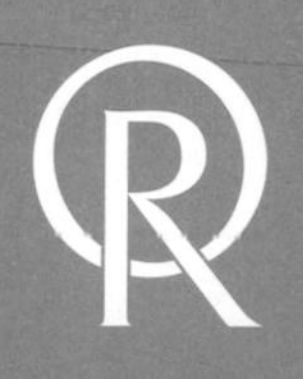

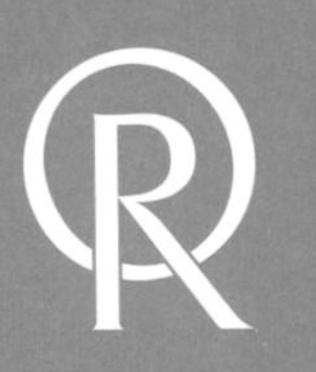

超級絕對健康法

奇蹟的再生力量

大川隆法
Ryuho Okawa

台灣幸福科學出版有限公司

前言

人在失去健康以後，方才知健康的可貴。就好比一個快淹死窒息之人，這才瞭解到空氣的價值一樣，直到罹患疾病之後，人們才會感覺到健康是一件幸福的事。

對於理所當然之事，從未有過感恩之心的自己；從不滿足，被欲望沖昏頭的自己，生病是讓你在不知不覺間，反省之淚落滿兩頰的時刻；生病是讓你懂得家人的可貴，懂得至親之愛的時刻。

從某種意義上來說，疾病是一扇「通往覺悟之門」，是使你的靈魂達成飛躍進步的契機。本書必為你帶來幸福的未來。

二〇〇九年　二月

幸福科學集團創立者兼總裁　大川隆法

目錄 Contents

第二章

第三章

健康的復活——每個人的身上皆宿有「再生的力量」 91

第四章

7 為什麼相信的力量可以治病？ 184

後記 194

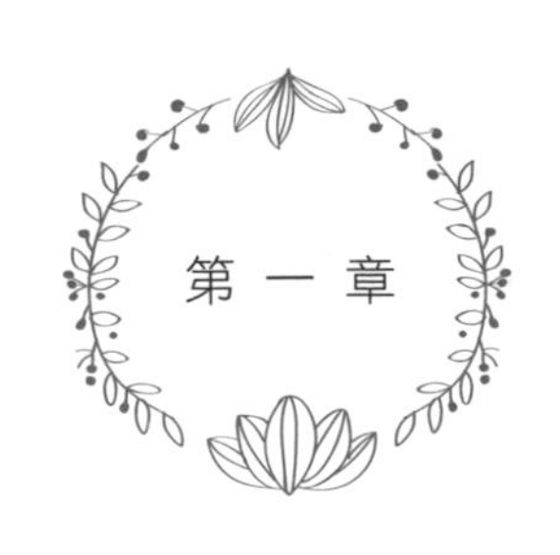

第一章

健康與幸福

——解決壓力的祕訣

1 壓力是萬病之源

心理狀態與疾病相關聯

本章將從對事物的看法、人生觀以及對待人生的態度等觀點出發，闡述關於「健康與幸福」的主題。

實際上我在過去幾十年，看過太多罹患疾病之人。

雖然「罹患疾病」的確值得同情，但從側面來看，有許多人的生活態度，最終必定會引發疾病。

如此說法，或許會激怒當事人。然而，有些人確實是一直過著「自招疾病」的生活態度，或者是抱持著「希望自己生病」的想法。於是，在潛意識中自己就將疾病吸引而來。

又或者，有些人可以說是在「等待疾病到來」。

我在很多方面都明顯地感覺到，人的心理狀態和疾病有著緊密的關係。

例如，我在創辦幸福科學之前，曾任職於國際貿易公司，那時，公司中有一個專門處理期貨商品的部門。

期貨商品每日都要面臨價格的波動，因此，該部門的工作人員幾乎都罹患了同一種疾病。年輕人另當別論，但多數的人都患有十二指腸潰瘍，或是胃潰瘍。

因為穀物類的期貨價格時常起起落落，所以該部門的人員，常患有十二指腸潰瘍。很明顯的，這是由於壓力和操心過度所導致。

由此可知，不同的職場環境容易引發一些特定的疾病，這是精神性、壓力性的疾病。工作的壓力需要被釋放，因而體內的腸、胃部位，便容易成為釋放的出口。

就某種意義上來看，在現代社會中可以說「壓力是萬病之源」。不曉得如何解決壓力的人，便很容易罹患疾病而死去，越是生活在現代社會的人，就越是容易罹患壓力疾病。這與過去的疾病類型大不相同。

壓力社會中，毒品開始蔓延

迄今為止，我比較少談論到有關於毒品、興奮劑等方面的話題。但最近，毒品也開始在日本逐漸蔓延開來，因此我覺得必須對此有所論述。

過去我覺得毒品問題在美國比較嚴重，日本還沒有那麼糟糕。但最近聽說日本某知名大學的學生，因持有大麻而遭到逮捕，所以我覺得也到了該出來提醒的時候了。

聽說施打興奮劑會令人感覺到相當地亢奮，或者是吸食大麻會產生麻痺的感覺。在某種意義上，可以說這會產生從世間脫離的作用。雖然不同於幽體脫離、靈魂出竅，不過似乎會出現類似的感覺。由於人能夠暫時從世間中逃脫出來，所以就能將所有的憂愁都放在一旁。

總之，基於世人想要逃離壓力的緣故，所以在高度競爭的社會之中，這些毒品興奮劑很容易流行。

在東京都內的高級住宅街附近，經常有伊朗人等等因為販賣興奮劑，而被捕入獄的事件。也就是說，即使是住在高級住宅街的富人，也同樣有著工作方面的壓力。

由此可見，毒品已經開始在日本社會蔓延。

我認為，日本在進入了所謂壓力社會之後，表示日本終究也開始美國化了。原本健全的部分開始薄弱之後，社會也終於出現相同的狀況。只要有著一樣的進化過程，那麼大致上在社會就會出現一樣的現象。

除了工作會帶來許多壓力外，因人際關係摩擦所產生的壓力也變得相當多。如果不適時舒緩壓力的話，人很容易就會出現疾病。

如此一來，或許有人會說：「員警不應該去取締毒品，若是人們可以藉此紓解壓力，有何不可？」然而，吸毒之人最終將變成社會的廢人，並且沒有辦法過正常的社會生活。一旦毒品用完了，就會強烈地渴望再度施打。

為此，結果就是吸毒之人會想盡辦法找錢去買，搞到最後工作也沒辦法做，家庭也沒辦法照顧好。為了預防這種社會亂象，所以我們必須禁止毒品。

社會持續實施禁菸運動

相較之下，雖然香菸的效力比毒品弱了許多，但近來也開始被各個場所禁止。到處都是禁菸標誌，飛機上也老早就禁菸了。在我的印象中，以前飛機上的廁所可以吸菸，機艙後方老是煙霧彌漫，但是到了現在就不行了。

雖然如今在新幹線上也禁止吸菸，不過當我還是中學生、高中生的時候，每次乘坐新幹線都會被煙霧嗆得要命，非常難受。

男性乘客幾乎都在吸菸，煙霧繚繞著整個車廂。若換成是鄉間的普通列車，倒還可以打開窗戶通風，但新幹線的窗戶是不能打開的，所以煙霧就一直瀰漫在整個車廂內。乘坐幾個小時的車程，實在是非常痛苦。

如今各場所都在實施禁菸運動，這對吸菸人士來說或許很殘酷，卻是非吸菸者的福音。畢竟，被迫吸二手菸是非常痛苦的。

由此可見，即便排解壓力的方法有許多種，但是有很多方法都是被禁止的。

海外生活中的「異國文化壓力」

此外，還有一個排解壓力的工具，那就是酒。酒被世人稱為「百藥之長」，適當飲酒的確是有助於舒緩壓力。

記得以前在貿易公司工作時，我被派到了美國工作。那邊的工作非常艱辛，而我又不愛喝酒，所以就一心想著早點回家休息。但前輩們怎麼都不肯放過我，最後還是帶我去喝酒了。

果不其然，喝一點酒、再唱唱歌，確實能讓壓力得以釋放。

正常來說，充足的睡眠很重要。但就算是減少睡眠時間，喝了一點酒後可以舒緩壓力，也能夠提高工作效率。對此，我有過親身體會。當然，我不是在勸各位喝酒，但我能夠瞭解各位想要飲酒的心情。

對日本人來說，在貿易公司等的工作壓力大多都是「使用英文的壓力」。在每日的工作當中必須要說英文，所以為了逃避這種壓力，日本人便經常結伴出去喝酒，吃壽司、火鍋、日式料理等，盡情地說日語、唱日本歌等。如果不這麼做，每天累積的英文壓力無法釋放，就真的會罹患疾病。

此外，派駐海外職員的妻子們若是在附近沒有朋友的話，迫於英文壓力而患病的情況也很常見。據悉，駐美公司職員的妻子們裡面，每一百個人當中就有一個人罹患精神疾病。如此高的罹病率，真的非常可怕。

丈夫每天上班，所以還能跟許多人交流，但妻子一個人在家裡，就很難忍受了。尤其是周邊連一個朋友都沒有的話，情況就很不妙了，也難怪每一百人當中就有一個人會罹患精神疾病。

當然，通常貿易公司內部結婚的案例比較多，公司也完全預料到這點，所以在錄用新人時，更傾向於選擇英文系畢業，且容易接納海外文化的女性。

然而，即便是這類女性，在結婚後追隨丈夫去到了國外，還是會承受相當大的精神壓力。這就是「異國文化壓力」。

2 鍛鍊能夠戰勝壓力的精神力

被解雇者以及雇主均容易罹患疾病

就算是普通工作，也難免會出現自己難以承擔的壓力。例如，負責一些大型企劃案時，就會開始產生壓力。尤其是當今經濟已經進入了渾沌時代，身為管理階層或者是必須負責任之人，想必晚上都很難入睡吧！

看新聞報導或報章雜誌時，經常可以看到某企業解僱了數千人的消息。被解雇者當然是很痛苦，壓力太大，有可能一下子就患病。但身為雇主，其實也很痛苦啊！

要在解僱幾千人的同時，還能若無其事地生活下去，也並非是一件容易的事。因此，老闆本身也會想要透過生病住院，來逃避責任。總之，若是經營者的精神耐力（抗壓性）不夠好，真的會搞到住院。

當然，被解僱的職員當中，也有許多人是因為丟了工作而開始生病。

當人想要逃避沉重的責任，或者是自己的名譽、自尊受到損壞時，就很容易生病。

「潛逃」至憂鬱症的現代人

雖不是身體上的疾病，但屬於精神層面疾病的憂鬱症，目前變得十分常見。如今，因為憂鬱症已被判定為是一種疾病，所以很多人希望藉此來逃避壓力。

以前只聽過「人會陷入低潮」，或是「心情不佳」。但如今，這些狀態都已經被認為是「生病」了。就這層意義上來說，人們應該感謝將此視為一種疾病的醫生。

不管怎麼說，一旦生病了，就可以替自己找到理由。「反正我是病人」，如此便能夠為自己辯護，於是，現代人有了越來越多的疾病。

和過去相比，現在的環境更容易讓人產生壓力，既然壓力變大了，那麼戰勝壓力的力量，也必須相對地增強才行。

例如，在病菌的世界裡面，為了消滅病菌，進而研製了疫苗。但疫苗完成後，又會衍生出能夠戰勝此疫苗的病菌。因此，在邪惡的力量逐漸變強的同時，也必須增強戰勝病魔的力量才行。總而言之，必須加強「精神層面上的堅韌度」。

現代人的精神力逐漸變弱

就客觀角度來看，從承受壓力到罹患疾病的過程，有時就彷彿從瀑布落下般自然。而且，有很多情況是旁人無法幫忙的。

例如，公司破產，若是到了必須解僱幾千人的情況，通常就已經是回天乏術了。

只不過，即便是在這種環境下，也並非所有人都一定會生病。

假如有八千人同時被解僱的話，也絕不是八千人都會生病。有些人會生病，有些人則不會，這兩者還是有差別的。

其差別就在於平日對事物的想法，或是精神修養方面，抑或是平常是否就有危機意識等，這些想法上的不同，便會造成差距。

所謂「世事無常」，世間的萬事萬物，無時無刻不在變化。因此，所有的事物都不可能「一成不變」。

此外，世間並非是一直進步向上的，必定會上下起伏，所以在世間的人生，勢必會上上下下。所以，最重要的就是「究竟抱持著何種精神力」。

例如，現代的日本人由於缺少武士精神，所以和過去的人相比，在精神力方面顯得非常薄弱。

在不屈的精神及忍耐力等方面，不但男性變弱了，女性亦變得柔弱起來。

據說戰前的日本女性就因為「忍耐力很強」，所以受到了世人的尊敬。例如，「日本女性很有耐性，不管遇到任何問題都不會動搖」、「日本女性持家有道，始終支持著丈夫，並且抱持著一副凜然的態度」等，這些方面極令人尊敬。不過相對來說現代的女性，就變得非常柔弱了。

現代人說話比較直接，所以嘴巴變得很強硬，但精神層面卻變得很薄弱，動不動就被他人的言語所傷，或者是自己虐待自己。

從這一點來看，人們在精神層面上還需要加強鍛鍊。在某種程度上，現代人欠缺像是禪定修行等宗教性的精神鍛鍊，對此我認為宗教必須教導人們。

人必須藉由鍛鍊，將意志轉化成鋼鐵般地堅硬，如此即可具備抵抗外在變化的力量。

3 度過充滿感謝與笑容的人生

不易生病之人的特徵

那麼，要怎麼做才能夠避免生病呢？

簡單地來說，如果真的不想生病的話，首先要心懷感謝之心，並能隨口說出「感謝」、「感恩」等話語。

那些能夠將自己的感謝之心吐露出來的人，通常是很難生病的。因為這一類人很少出現責備、憎恨或憤怒的心境，所以不容易生病。

那種憎恨、憤怒的念頭，或是想要推卸責任的想法過於強烈之時，就很容易罹患各種疾病。在這種狀態下，要不是此人自己生病，就是讓對方生病。

此外，在家人、朋友或同事的關係問題上，亦是同樣的道理。總之，這類型的人是一個攻擊性很強的人。而憎恨心、憤怒心很強之人，不是自己生病，就是讓他人生病，這很難說是一種天國的心境。

為了調和這個充滿攻擊性的世間，就必須要抱持著感恩之心，並且將笑容與感謝付諸於行動。

如此一來，各位就將會獲得消除對方毒氣的力量。

當有人憎恨你，或者是折磨你的時候，笑容能夠緩解對方的念波，甚至有時還能夠讓你避掉那股怨恨的波動。

一句話決定人生的幸或不幸

假如能度過充滿笑容與感謝的生活，那就不可能會對他人口出惡言。

例如，「那人真是討厭鬼，我真是感謝他」等話語，如此同時表達對他人的謾罵與感謝，實在是太可笑、太矛盾了，大概沒有人會這麼說話吧！

既然說了感謝的話語，那必定是看到了對方的優點。反之，正因為沒有感謝對方的意念，所以才會想要講對方的壞話。

有時，在被他人說感謝的話語後，疾病便痊癒了。

例如，有一位生病的女性，當自己的小孩子對她說：「媽媽，謝謝妳。」之後，她的病就痊癒了。

但如果一直被小孩抱怨「真是差勁的媽媽」時，或是一直遭受丈夫的責難、公婆的叨唸說：「真是不及格的媳婦！」久而久之，這位女性必然會生病。

但如果是相反的情形呢？

若總是被小孩稱讚「真是好媽媽」、被先生稱讚「真是好妻子」、被公婆稱讚「真是好媳婦」的話，那她又怎麼會生病呢？倒不如說，即使這位女性現在躺在病床上，也會馬上爬起來做事吧！

人就是因為想要得到他人的讚賞，所以才會想要展現自己更多的優點。

由此可見，真的是光憑一句話，就能夠決定人生的幸或不幸。世間有很多人希望獲得愛，也有很多人得不到愛。

因此，幸福科學正在努力增加能夠施愛之人的數量，並且希望這些人在提供愛的同時，也能夠維持自己的健康。

被惡靈附身後，身體容易出現病變

進入更年期以後的人，特別是女性，通常會有身體到處疼痛的感覺。動不動身體就不舒服，情緒也變得不穩定，身體狀況總是欠佳。如果遇到下雨天的話，那就更是不得了。腳痛、腰痛、脖子痛、頭痛欲裂等，總之就是全身上下都不舒服。

甚至於有些更為敏感的人士，不光是在下雨天，而是在下雨的前幾天就開始出現症狀了。

如此敏感的知覺，就科學上來說也未必是謊言。當低氣壓逐漸逼近時，有些人能夠感覺到壓力，進而產生身體不適，或是陷入憂鬱狀態。據說這些人的身體感應，就如同天氣預報一樣，總是非常精準。

當然，對氣候這麼敏感，也不是一件那麼幸福的事。

處於更年期的人，總是容易生病，因此抱怨也變得特別多。雖然身體疼痛是事實，但若是不停地抱怨，會極容易招致惡靈附身。

在心的法則當中，有一個「波長同通的法則」，即「擁有相近波長之人，容易相互吸引對方」。當人吐露抱怨時，心中就會出現烏雲，此時就變得很容易被惡靈附身。

總是發出相同傾向的負面心念時，就會有許多的靈附身過來，不只是人靈，有時還包括動物靈。因為被各式各樣的憑依靈纏住了身體，所以人體就會產生各式各樣的疾病。

如果再繼續抱怨下去，還會出現更難治、更罕見的疾病，例如，類風濕關節炎、膠原病等，各種難病、奇病的病患便越來越多了。

一旦被惡靈附身後，人體當中的「幽體」部分就會受到影響，進而開始發生病變。隨著幽體產生變化，肉體也將出現病變。如此一來，人體就會因為幽體的影響，漸漸產生各種病變。

幽體的形狀和肉體是一模一樣的，人體的各個器官也都擁有著幽體。因此，幽體生病時，肉體也必然會出現病症。被惡靈附身了一段時間後，被依附的部位亦將自然出現病變。

例如，惡靈依附在胃部附近，人就容易罹患胃潰瘍、胃癌等胃部的疾病。

總之，為了避免被惡靈附身，首先就必須讓內心不要再出現灰暗的烏雲。

4「寬恕」具備著讓疾病痊癒的力量

試著斷然寬恕「憎恨之人」

那麼，如何做才不會讓內心出現灰暗的烏雲呢？

為此，各位就必須學習幸福科學的教義，並且予以實踐。簡單來說，就是要過著充滿感謝、充滿笑容的生活。

此外，如果與他人發生了糾葛，就要學會勇於道歉。有很多人因為一直憎恨他人，結果自己就生病了，所以還不如乾脆一點，自己先道歉算了。

不要那麼逞強，沒有人是完美的。當然，有很多人甚至連續十幾年來都認為：「自己是絕對正確的，對方是錯誤的！」殊不知，如此固執己見也是一種惡啊！

世人皆會犯錯，持續地責備對方，即是一種惡。實際上即便對方有錯，但若持續責備對方的話，你也將變得不對了。因此，還不如乾脆一點，自己先向對方道歉好了。

在夫妻關係、親子關係，或是公司內部同事的人際關係當中，如果你發現長久以來「彼此的關係實在不好」的話，就請自己率先道歉吧！如此一來，對方也很難再指責你了。

其中，或許有人會繼續主張：「是啊，就是你的錯！」但一般情況下，就在你跟對方道歉的那一瞬間，彼此之間的「業」就會開始崩壞，彼此之間的不愉快，就會開始解開。

如果你已經學習了佛法真理，並且比對方擁有著更堅強的精神，那就必須要率先原諒對方。

透過原諒對方即能治癒的疾病，實在是太多了。

罹患疑難雜症的人，大多都是持續抱持著「無法寬恕對方」的情緒。

此外，即便從法律上來看自己是對的，也同樣適用於該原理。例如，「強盜、小偷等闖進家裡」，或是「自己的女兒被變態者殺害」等事件中，身為受害者勢必會感到難過、悔恨，並且會憎恨兇手。

特別是遭遇「孩子被殺害」的慘案時，死者的父母通常會極度怨恨兇手，進而希望犯人被判處死刑。有些人執意「無法容忍犯人只判處無期徒刑，必須處以死刑」，追究時間甚至長達十年、二十年。

然而，對受害者的父母來說，長久地憎恨對方，其實也是非常不幸的人生。這種恨意在給他們帶來無盡痛苦的同時，甚至還可能招來疾病。

如此憎恨他人，這無異也是對自己的一種懲罰。所以說，到了某個時間點後，還是要寬恕他人。

過世的孩子已經回不來了，所以父母要做的就是供養孩子，祈求孩子在來世能過上幸福生活。如此一來，孩子的靈魂才能夠獲得救贖。

相反的，如果父母一直抱持著強烈怨念的話，那已逝的孩子也會認為：「沒錯、沒錯，就是他的錯！」於是跟父母一起怨恨對方。但如此一來，亡者是難以回到天國的。

只有抱持寬恕之心，孩子的靈魂才有可能回到天國。

雖然法官必須在法院做出公平的審判，那自是另當別論。但若非如此，到了某個時間點後，還是必須學會原諒對方。

人生試煉中，必有前世的緣由

引發犯罪事件的人，大多都是不幸之人。

從他們的家庭環境、成長經歷，或者是現在的生活狀態中，不難發現他們通常都有著許多的不幸。因此，若能對犯罪者的不幸予以理解的話，那麼「原諒他們」也就沒那麼難了。

如果到了某個時間點後，還不能原諒他們的話，自己也將會變得不幸。

人不能在恨意中度過一生，這也表示人必須要有宗教心。

不要因為如此犯罪行為，導致加害者和被害者都變得不幸。加害者因為犯罪，已經得到了應有的懲罰。對於那個已經得到懲罰的人，如果還想進一步給予懲罰的話，那就等於自己犯罪了。因此，切忌如此行事。

「寬恕他人」，確實是一件很難的事情。

因為自己原本幸福、充滿希望的未來被他人破壞了，所以自然會產生憎恨的情緒。但請看看整個世界，並不是所有人都過著充滿希望的生活。

人生當中有各種試煉、痛苦，會遭遇各式各樣的事件。但自己所碰到的事情，必定都有它存在的理由。

藉由讀取此人的前世，就可以發現理由是什麼。例如，「遭遇殺人事件」的情況，看看此人過去的輪迴轉生，就會發現此人也曾捲入過類似的事件。

特別是過去發生過許多戰爭，在輪迴轉生的過程中，幾乎每一個人都曾殺過人，甚至有過多次殺人或被殺的經歷。

因此，今世又以其他形態出現，例如，捲入犯罪事件、遭遇交通事故，或者是罹患疾病等等。

許多事情是無法從今生找到答案的，所以要多加學習，不要太過於責備他人。

總之，各位必須要認識到「佛神的心是很深遠的，佛神必定對自己有著某種期待」。

5 察覺到自己已被賜予了什麼

察覺自己已被賜予了許多，調整自己的話語

前面我們講述了要過著「感謝的生活」、「笑容的生活」，接下來就要認識到「自己現在已經被賜予很多了」。

誕生於世間之時，自己已具足了許多東西，當發現到自己「已經擁有這麼多東西」時，不幸的感覺就會漸漸消失，疾病也會開始好轉。

比方說生病的時間變長，人就容易口出惡言、不平不滿等。初期或許有很多人來探病，那時會覺得這些人真好，可是，當人們來探望自己的次數逐漸減少時，就會開始口出惡言。

一旦來探病之人聽到壞話之後，就不會想要再來了。他們不來的話，病人就更會講壞話。如此一來，就會步入可悲的惡性循環。

要病人自己去調整言語，還真是不容易，如果真心希望他人來探病的話，那就不可以再講壞話。假如講些好聽的話，家人和朋友們還會願意再來探病。但若是每當前去探病時，總是聽到負面的話語，那誰還會想去探病啊？

所以說當父母、或是祖父母生病時，若孩子或孫子不願意去探病的話，理由自是可想而知。

我的祖母在晚年時，就遇到了如此情形。

她總共有八個孩子，但最終由誰來照顧她卻成了問題，結果只好由孩子們輪流照顧。起因是祖母喜歡嘮叨，於是大家都受不了她。兄弟姊妹間，互相以「奶奶之前最照顧你了，所以應該是由你去照顧奶奶」為藉口，其結果就是奶奶在孩子們的家輪流住。到了最後，她還是主動住進了醫院。

住進醫院之後，她依然是能言善道，頭腦轉得很快，會用一種特別的方法將大家吸引過來探病。

這個方法是什麼呢？那就是在紙上寫下孩子們的名字，並且附上一句話「請你來醫院探望我」。之後，她便將紙條繫在病床的扶手上。如此一來，被寫下名字的孩子就會莫名地感到頭疼，最後就必須要去醫院探望她。

那種感覺就好比是套在孫悟空頭上的緊箍咒，因為腦袋被擰緊後會感到疼痛，所以就明白「現在必須去醫院探望祖母了」。匆忙趕到醫院後，就會發現祖母的病床上，果然繫著寫了自己名字的紙條。

雖然這聽起來似乎令人感到毛骨悚然，但我的祖母好像真的擁有「靈力」。因此，就算是她不打電話給大家，大家也都會被她吸引而去探望，我想這大概是祖母的念力太強了吧。

就像這樣，即便當事人沒有察覺，但實際上在自己過去的人生態度中，已出現了許多問題。過去在對待兒孫時，兒孫已經對自己有許多不滿，只是一直忍著而已。

因此，當發現到孩子、孫子們不想來探病時，就要開始反省

「自己是不是做了什麼不公平的事情？或者是不是說錯了什麼話？」如此一來，情況就會開始好轉了。

尤其是上了年紀以後，人會變得任性，就好像小孩子一樣，所以自己必須要加以警惕才行。

對於人際關係，有時必須理性的切割

在漫漫人生當中，若想要完全地克服人際關係的課題，其實是非常困難的。

有時候需要像都市人那般理性地乾脆行事，有時候又需要去明辨其合理的想法以及事情的大小。

人們隨著年紀逐漸增長，就會開始講述「儒教思想」，想要向孩子們講述「孝道的重要」。

被孩子拋棄之後，做為父母的習性，就會開始講述孝敬父母的重要性。孩子們聽久之後，慢慢就會煩了、膩了，於是就會充耳不聞。

過去的人遵循儒教的思想，主張「父母過世以後，要服喪三年」，但現在已經是不可能做到了。如果現代人也照做的話，恐怕就要面臨失業的困境了。也就是說，現今很難再繼續過去的道德標準了。

6 抱持信仰心是長壽和健康的祕訣

依循真理生活能使「光」變強

若是宗教團體太過於批評醫院所進行的醫療行為的話，恐怕就會被說成「妨害營業」。然而，就宗教來說，的確是能夠治癒許多疾病的。

其根本就在於「信仰心」。一旦建立起信仰心，並且依循真理生活的話，自己的光就會變強。於是，自己的疾病就很容易痊癒。在某種程度上，甚至還可以治好他人的疾病。特別是受到惡靈影響而產生的疾病，更容易治療。

之前也有提過，人體的病變通常是從幽體發生異常變化開始。因此，為了避免因為惡靈影響所導致的幽體異變，最重要的就是要於每日生活當中真理實踐。

從整體上來說，抱持著光明思想的人，通常都能夠維持著健康、長壽。

事實上，萬事皆有兩面性，既有光明面，亦有黑暗面。對於任何事情，都只朝著光明面看的人，一般來說都是長壽、健康的。此外，在小事上不過於拘泥、不拖拖拉拉，並且擁有清爽心境的人，也大多都是沒有疾病且長壽。

如果很少依賴他人的話，其人際關係反而會更好。

即便是一個上了年紀的人，如果決心要自力更生的話，那麼其親子關係、兄弟關係或夫妻關係總是會比較好。反之，若事事都想要依賴他人的話，最終只會造就相當殘酷的結果。

請各位記住「良好的人際關係，一定是建立在彼此都能夠獨立自主的個體之上」。

尋找醫學與信仰的「中道」

事實上，藉由信仰即能夠治癒疾病。今後，我也想要增加這方面的法話。

在日本有一項「醫師法」的法律，該法規定只有醫生才能夠進行醫療行為。

但在過去的歷史當中，宗教曾經治癒過許多疾病。只不過，在當今社會中卻難以說出「宗教是能夠治病」的話語，真的是很傷腦筋。由於現代文明是建立在唯物論的基礎上，所以人們很難對宗教建立起信仰心。此外，考慮到醫生也要謀求生計，所以宗教就做了某種程度的妥協。

如果生了病，到醫院去看病當然也可以。但若能抱持著信仰心，疾病就會好得更快一些。

如果還能夠瞭解人生的目的和使命，那就更能夠度過幸福的人生。這兩者之間的「中道」，即是幸福科學的想法。

以上關於「健康與幸福」的論述，若能成為各位讀者的參考，那就再好不過了。

專欄

健康與幸福的啟示①

如果擁有「永遠不生病的身體」？

對人類而言，希望「疾病能治癒」是很自然的情緒。幸福科學站在宗教的立場上，也希望盡可能地提供協助。

只不過，從另一方面來看，就如同佛教的教義——「人生終究難逃疾病與死亡」，這也是不爭的事實。

雖然人生中罹患的疾病能夠暫時被治癒，不過到了最終人們還是難逃一死。

固然有因為衰老而過世的人，但大部分的人都是死於某種疾病吧。這亦是我們在人生中不得不接受的命運。

假如只看到這個部分，各位或許會覺得死亡是不好、不幸的事。但若是從「人會不斷輪迴轉生」這博大的人生真相來看，就會瞭解到「死亡本身是一種慈悲」。

假如，人類能擁有一個「永遠不會生病的強健肉體」，那麼又會是什麼樣子呢？

舉個例子來說，二十世紀初期，美國開發了T型的福特汽車。如果經過百年之後，這種汽車仍然還在道路上行駛，那將會是什麼後果？各位不妨如此想想。

如今已是豐田的油電混合動力車等盛行的時代，就算T型福特汽車再怎麼結實，怎麼耐踢、耐敲，永遠不壞，終究到了某個時間點以後，人們還是會產生「想換新車」的念頭。

人們會逐漸更換能夠因應時代需求性能的新車，因此，「永遠不壞」未必一定是好事。

同樣的道理，人類為了新的靈魂修行，也需要不斷地更換嶄新的肉體，以適應各個時代的人生計畫及職業。

能夠不斷擁有這些新的選擇，是一種幸福。而這幸福的代價，就是老舊東西的毀滅。

就如同新車終究會變成二手車、廢車一樣，人類的肉體也會逐漸地變老，直至死亡。

同樣的狀況不會永遠持續，人類也不可能存活數百年。

為了保持健康和長壽而努力不懈，這種態度固然重要。可是，坦然接受「在人生當中罹病過世，亦是偉大計畫中的慈悲」這一事實，也是很重要的。

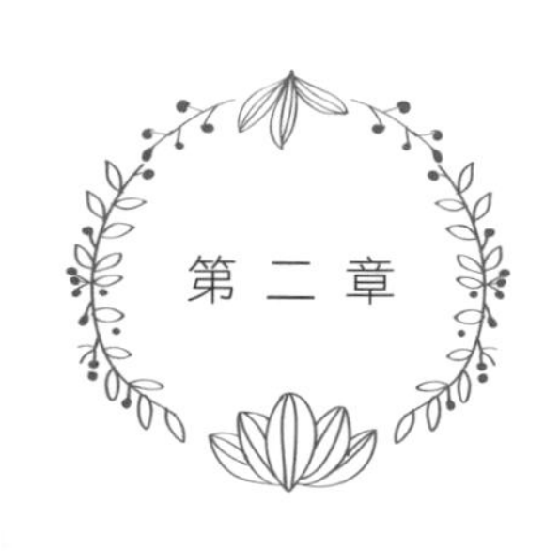

如何克服憂鬱症

——找回「開朗心情」的聰明訣竅

1 折磨現代人的「憂鬱症」的真面目

為什麼升職的人會罹患「憂鬱症」？

在本章，我將以「如何應對憂鬱症」為論述的主題。

最近電視媒體出現了許多與憂鬱症問題相關的節目，我自己也覺得，「憂鬱症是現代社會的一大問題」。因此，就幸福科學而言，有必要說明關於憂鬱症問題的應對方法。

據說，現在三十多歲的人特別容易患憂鬱症。雖然才三十出頭就罹患憂鬱症，聽來很令人驚訝，但憂鬱症似乎大都與工作相關。特別是升職之後的「升職憂鬱」，尤為常見。

在幸福科學，整體來說，都教導人們「升職是好事」，或許本會的教義還有若干不夠完備的地方。

幸福科學會舉行「升遷祈願」等宗教儀式，並教導大家「地位變高，居於需要負責任的立場」，或者「成為能幹的人都是好事」，所以我們並不樂見升職的結果，反而讓人罹患了憂鬱症。

確實，「責任變重」或許很辛苦，年紀輕輕就擔任要職，可能反而會破壞這一個人的人格。

一個三十多歲的人才，當上了主任或科長後，卻因憂鬱症而崩潰那就太可惜了，所以一定得提出對策來應對才行。

如果一個人早就下定決心，一心以當上總經理為目標，那麼不太可能在主任或科長的階段就崩潰。然而，若是一般人突然晉升為主任或科長，可能會承受不住這樣的重任。突然成了管理階層，帶了部下，想必有很多地方都會讓人感到不知所措。

不過，這種人的心理準備，顯然有些不足。

平時就應該在長達幾十年的漫長期間中，提早思考自己將來是否要成為總經理、公司重要幹部，或是部長，即便有著各式各樣的職位，但自己最終希望能達到哪個等級，需要先做好這樣的心理準備。

「某一天突然被告知自己高升了」，如此倉促的狀態說明了，就人生的戰略性來說尚且不足，應該在更早之前就做好心理準備才對。

或許現在每個人的立場都不一樣，但就算是面對突如其來的任命，也必須做好心理準備，「好！這一天終於來了！」沉著冷靜地接受升遷的結果。至少在半年或一年前左右，就要做好心理準備。

如此一來，就能夠平靜地接受這個結果，相對地，沒有做好準備的人，則要面臨悲慘的下場。

升遷或調動之前應做好的「準備」

那麼，到底該如何準備呢？

那就是在自己還是普通職員時，就仔細觀察公司裡正在擔任主任、科長、副課長、課長等人的工作方式。

在自己還處於不需負重責的立場，也就是在「到了傍晚就開始想著今天要去哪裡玩」的年代裡，若能仔細觀察「擁有頭銜的人們都在做些什麼？」並且深入思考，其實那會為你帶來相當大的影響。

會這麼做的人，已經早有心理準備了，所以即使面臨升職，也不會突然罹患憂鬱症。因為這樣的人早就思索過，當自己站上相同位置時，需要處理什麼樣的工作。

當然，在升職憂鬱症當中，除了「立場上的高升」外，還有因為職務調動所帶來的「調動憂鬱症」。

比方說，從大阪調到東京、從九州調到大阪，或者從東京調到海外的紐約等等，有些人也會因此而罹患憂鬱症。

我任職於貿易公司時曾被外派到紐約，雖然還不致於罹患憂鬱症，但心情上確實有點難熬。

在那之前我既沒有出國旅行過，也沒有上過英文補習班。雖然聽說貿易公司裡半數的人都會派調海外，但我從沒想過會是自己，因此一點準備都沒有。突然之間要我去紐約，其實讓我很是頭痛。

通常人們會先上幾個月的英文補習班後再出國，甚至有人會在進入公司之前就先學好外語，取得相關證照，或者出國旅行累積經驗吧！像我這樣「完全是第一次出國」的人，反而是比較少見。

如上所述，因為缺乏自信，所以覺得難熬，因而可能患憂鬱症。一個充滿自信的人，是不會染上憂鬱症的。

2 給苦於「憂鬱症」者的處方箋

熬過「工作不順的時期」，促進成長的思考方式

升職、調動等等雖然可能成為罹患憂鬱症的導火線，但是從「人生的再出發」這個角度來看，並不見得是一件壞事。

比方說，長年持續做同一份工作，任誰都可以把這份工作做得很好，但突然轉換職場或者升職，難免會有一段時間暫時無法順利工作。一般員工在成為主管後，不可能馬上學會主管的工作，必須暫時沉潛在水面下，所以會覺得痛苦。

可是，必須視這些為一種自我成長。「大約過半年之後，一定要設法浮出水面，探出頭來」，立定這個目標後，就要全心努力。

我想在這之前一定會很辛苦。

直到頭探出水面，終於能夠「呼」的一聲盡情呼吸之前，都會感到非常痛苦。這就像在河邊的砂地上跑步一樣，有種使不上力的感覺吧！

工作上面臨意料之外的突然調動、升遷等，大概會有半年期間都像在砂地上跑步一樣，體會著「明明用力地往後蹬，但是卻無法大步前進」的感覺。

這是相當辛苦的時期，然而除了咬牙熬過之外，也別無他法。

會陷入這種狀態的不只你一人，每個人都有過類似的經驗，所以千萬不要輸給工作不順的痛苦。

我想，或許長達半年左右你會覺得相當辛苦。

這時，也在考驗你「是否能夠忍受自己無法像之前一樣平順地工作？是否能夠忍受低分的自我評價？」必須要咬牙熬過這段時期，再靜心等待挽回的時機。

這段時期中，不可能會有突如其來的形勢逆轉，一切都只會逐步點滴地前進，有時在跨過某個階段後，會突然變得比較順利。

重要的是，能否熬過這之前的辛苦時期。

將煩惱寫在紙上，就可以清楚知道該從何處著手

有時因為煩惱太多，可能會不瞭解「自己為什麼會混亂、陷入憂鬱症狀態而覺得痛苦？為什麼喪失幹勁和對將來的期望，心情變得低迷消沉？」

這種時候該怎麼辦？我過去也曾經講述過許多次，那就是「把煩惱寫下來」。

這同時也是我親身實踐過的方法。

先準備一張紙，試著在上面寫下自己的煩惱。

以條列的方式寫下，「到底哪裡出了問題？自己為何而煩惱？」

你能寫出幾個呢？寫下上百個煩惱可是件大工程，但再怎麼想，都很難想出一百個吧！

從前我剛進入貿易公司工作時，也曾經試著寫出自己的煩惱，但是再怎麼想，都不超過二十個。

把煩惱寫在紙上後，接著請看看這些煩惱，然後替這些煩惱標上優先等級。最後依照重要程度重新排列這些煩惱，再抄在表上。

然後，再次看看這份表格，應該會發現其中又可分為：能夠運用自己的努力消除的煩惱，和無法消除的煩惱。有些煩惱不管再怎麼努力都無法消除，卻也有些是可以靠努力就消除的，這時應該要先做出判斷。

對於「無論如何都無法消除」的煩惱，就暫時擱置一旁，也可以標上三角形或者打叉，總之，將擱置不管的項目標上符號，藉此選出自己可以解決的項目。

此時應該思考的是：「哪個煩惱可以解決？」

接下來，只要將有可能解決的項目，依照優先等級的高低一一努力消除即可。

以我自己的例子來說，我花了一年時間，二十個煩惱中能夠解決的只有幾個，並沒有辦法消掉所有的煩惱。但是，剩下的十幾個煩惱，其實都是無法解決或無所謂的事。可以說那些是杞人憂天的內容，或者是空泛的煩惱。

能夠自己解決的煩惱雖然只有少數幾個，但也有許多根本不需要解決的煩惱。

與其在意他人的評價，更應該努力改變自己

特別是在與他人評價相關的問題上，許多時候即便自己再怎麼努力，也是無能為力。關於「別人對你有何評價」這個問題，可能有上司的評價、同事的評價、部下的評價、客戶的評價等等，有來自許多人的評價。

有時候確實可以透過努力來「改善他人對自己的評價」，但也會遇到終究無法改變的時候。

每個人都有自己的好惡，比方說，以負責人身分拜訪客戶時，對方可能不太欣賞你等等。

嘗試「努力改變對方的評價」固然是必要的，但有些時候，你就

是無法改變對方的看法。

當知道了「對這個人來說，我是他討厭的類型」時，也只能放棄。其實也可以換個想法，「我現在運氣不好，雖然跟這個人合不來，但總有一天會遇到合得來的人，過一陣子也有可能調動或換職位。」或者是「既然對我的評價不好，那最好去向我的上司告我的狀，這麼一來就可以換其他的人負責了。」

我想最令人感到痛苦的，莫過於在人際關係的立場上左右為難，以及他人評價相關的問題吧，可是實際上，有很多事情並非是自己所能夠掌控。

自己所能做的，只有「改變想法」而已。

我們能做的只有去思考：「自己是怎麼想的？要如何應對？要抱

持著什麼樣的心態？」

我們不能左右他人給予自己的評價，使其改變成自己所期望的內容，但是我們可以選擇「自己怎麼看自己？自己要採取什麼樣的態度」，希望各位把焦點放在這些部分。

就算其他人都看不起你、侮辱你、取笑你、輕蔑你，都「請便」，因為那是對方的自由。

那個人或許將身為佛子、神子的自由，用於不好的方向。或者，那個人現在看似在折磨你，其實有可能是為了磨練你才這樣發脾氣。

實際上，這兩種情形都有可能存在。有可能真的因為討厭你而發怒，也有可能是為了指導你，這兩者都有可能。

人的評價只是一個結果而已，自己能努力改變的就去改變。例如改變自己的想法、改變對人的態度。首先，努力「從改變自己開始」，才是最好的方法。

讚美自己，可以讓在水面下潛沉的心浮起

患憂鬱症的時候，需要暫時浮出水面。一直沉在水面下、悶在海底的狀態是相當辛苦的，所以不管怎麼樣都要努力探頭浮出水面來，呼吸新鮮的空氣。

在我的著作《希望之法》（幸福科學出版發行）裡也曾提過，如果別人不願意稱讚自己，那麼只好自己稱讚自己了。

就算有人討厭自己，但在這世界上並不會存在著徹底失敗的人，不管是什麼樣的人，如果有心要稱讚，都不至於找不到值得讚美之處。既然別人不願意讚美，那麼就由自己來讚美自己吧！

讓我們來想想自己有什麼值得讚美的地方，至少可以找出一兩個來。

假使是家庭主婦，可以試著問丈夫：「我一定有什麼優點吧？要是什麼都沒有你也不會跟我結婚了對吧？說說我的一兩個優點吧！」

如果丈夫回答：「妳現在沒有優點。」那就繼續追問：「可是十年前結婚的時候，一定有什麼優點吧？你喜歡我哪裡？你以前從來沒有清楚地告訴過我，現在雖然晚了十年，還是請你告訴我，到底喜歡我哪裡？」

如此一來，丈夫說不定會給妳一個意想不到的答案：「我最欣賞妳不太在乎男性的打扮。一般女孩子可能會挑剔我『怎麼連續三天都打同一條領帶』而覺得討厭，只有妳從來不在意這些地方。」

3 享有「明朗人生」的祕訣

現在的煩惱，終將成為引導後輩的智慧

活在世上會遇到許多令人覺得丟臉的事。

但是，如果對每件事都感到受傷的話，那麼不管自殺幾次都不夠吧！從某種意義上來說，人生是一場會不斷遇到丟臉之事的旅程。

不過四十歲過後，開始看到其他人重蹈著自己過去的覆轍。二十多歲或者三十出頭的人，怎麼一個個看來都那麼愚蠢。

當我們具備指導年輕人的能力之後，會開始意識到自己的成長，這也是人生的樂趣之一。

相對於在三十多歲就患憂鬱症的人，已經克服重重難關活到四、五十多歲的人，能夠指導其他人該如何生活，這就是人生當中難以形容的樂趣。

因此，不可因為小小的憂鬱症就認輸。

在許多新環境或者立場上，都可能嘗到失敗或是丟臉的經驗。「如果地上有個洞真想鑽進去」，這種心情有個一百或兩百次，都是很正常的。

聲稱自己「一次都沒有過」的人不但少，而且反而奇怪。這種人或許把自己理想化，認為自己是完美的人，但他們很有可能無法體會其他人的心情。

就這個觀點來看，那些覺得「如果地上有個洞真想鑽進去」的人，很能感受到其他人的視線和話語，說不定是很出色的人。

壞事快遺忘，好事記長久

因此，請務必改變你的想法。

要告訴自己，「自己現在正在累積經驗，終究會有那麼一天得去指導跟現在的自己一樣的人」。熬過這段時間，堅毅奮戰，最後你一定可以成為這種人，千萬不可以放棄。

就算丟臉，也要馬上忘掉，人之所以能「遺忘」，是很可貴的。人會陸續接觸新經驗，忘卻過去的事。由此看來，再也沒有比忘卻更出色的了。

遇到不好的事就馬上忘掉。能越早忘掉的人越優秀，把壞事長久記在心中的人，是愚蠢的人。

偶爾遇到好事、被稱讚等等，就長長久久地記住它們，這種人才是優秀之人。

受到稱讚後永遠記住，遭受責罵則快點忘掉。這就是享有開朗人生、長壽的祕訣。

專欄

健康與幸福的啟示②

人需要睡眠的真正理由是什麼？

據說「拿破崙一天只睡三、四個小時」，忙碌的現代人中，也有人認為「睡眠是浪費時間」。

這些人有種錯覺，認為睡眠時間越短，活動時間就相對增加，然後就可以做更多工作。

世界上還有一些以推薦「短眠法」為生的人。

可是，我也聽說過有人在實際嘗試過短眠法後，剛開始自稱「只睡三小時也不會累」，精神抖擻地工作，過了一個月左右後，便漸漸開始精神渙散，導致工作上的失誤增加，最後被公司開除。

雖然這是比較極端的例子，不過由此可知，這些人並不瞭解「睡眠真正的意義」。

我們的靈體在睡眠中會脫離肉體，回到實在界去，這是一種「返鄉」的現象。

為了不讓人們忘記自己本來是一種靈性存在，才賦予了這樣的習性。這就是睡眠的意義之一。

另一層意義，就是「補給靈界能量」。

我們的肉體靠食物來滋養，而靈體則需要來自實在界的靈界能量滋養。

靈界能量的一部分可以透過食物吸收，比方說肉類、植物、穀類或牛奶等等原本就有生命能量，所以有一部分可以從食物中吸收。

但光是這樣是不夠的。

如果人只是一個肉體，那麼光吃食物就可以生存，但人是精神性的存在，所以要是沒有透過睡眠接收實在界的能量，在靈性上就無法存活。

人平均需要長達八小時的睡眠時間。

就算是機器，也很少會讓它休眠八小時吧！

若是人沒有休息那麼久，就會撐不下去，因為睡眠是為了獲得實在界的能量。

人擁有永恆的生命，在漫長的輪迴轉生的過程中，寄宿在肉體的時間其實只有轉瞬而已。

除此之外，人皆是過著漫長的靈性生活，為了不忘記這一點，利用睡眠時間回歸靈界，是非常重要的。

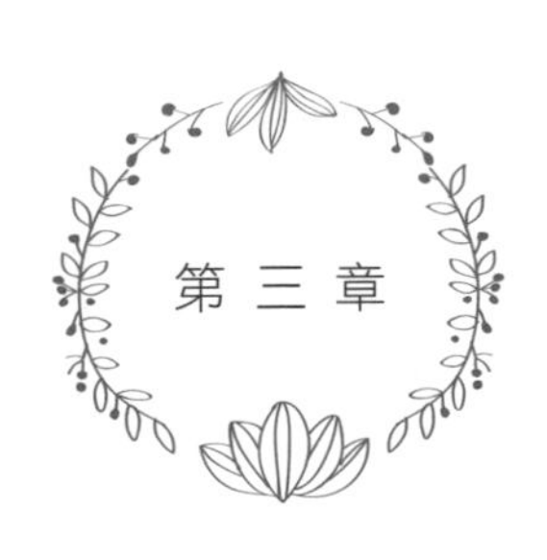

健康的復活

——每個人的身上皆宿有「再生的力量」

1 超越醫學常識的「奇蹟力量」

現代會有奇蹟發生嗎？

本章要講述的主題，將以「健康的復活」為題。

以往在我的法話中，關於疾病和健康的內容並不算多，但這確實是宗教中需求極高的主題，今後我也打算增加這方面的內容。

雖然在創辦幸福科學時，我對治病並沒有太多興趣，但是作為宗教配合人們的需求，開始進行有關治癒疾病的祈願之後，出現了許多疾病得以治癒的事例。只不過，現在還處於助跑階段，我認為今後還會有現在的十倍，甚至是百倍的疾病痊癒現象。

基本上，現代的疾病之所以無法治癒的原因，就是因為大多數人都接受唯物論的教育，保持著唯物論觀點。

人們都被教導「奇蹟是不可相信的」，大部分人的「常識」，都是「疾病是不可能奇蹟地痊癒」，在這種念波的影響下，自然就很難發生奇蹟。

可是，如果信仰的人漸漸增加，那麼「相信的力量」就可以擁有一定的強度，在這個信仰者的團體中，便會形成某種靈界，或者說是異次元的世界，此時就會開始出現三次元世界（這個世界）難以發生的事情。

敗給三次元的常識，就不會產生奇蹟，如果深信「超越三次元的力量才是理所當然」，那麼就會一點一滴地慢慢產生許多奇蹟。

這跟教團的發展、對教團的信賴、信仰的強度等都有關係。相信的力量越強，奇蹟也就會越來越多。

從古代埃及的再生術看「人體的奧祕」

或許大多數現代人難以相信，但在古代埃及的宗教中，確實進行過「再生術」。

這種再生術是指，例如，「當戰鬥等等失去手或腳時，可以讓失去的手腳重生」。

現代人聽了可能會覺得驚訝吧！在現代幾乎沒有人會相信這種事，可是在數千年前的埃及，留下了這種再生術曾經進行過的記錄。

根據我的靈性調查來看，這種再生術似乎使用了一般所謂的「水晶能量」。

進行治療的術師，使用了水晶金字塔的金字塔能量，以及類似希臘的海爾梅斯神所持的「凱羅凱恩之杖」，上部裝有水晶的神杖來進行治療。

關於這一點，還需要進一步研究，不過可以知道，宗教確實進行了這種讓損傷部分重生的治療術。

失去的手腳是否重生，每個人都可親眼確認，所以如果是作假，不可能長久持續。因此，我想這種再生術確實存在。

這種再生術的根源，似乎來自太古的文明亞特蘭提斯，亞特蘭提斯曾經有這種治療方法，後來傳到埃及。

可是，從某個時期開始，就不再進行這種再生術了，或許是因為不相信的人開始變多的關係。

人體中宿有治癒疾病的「再生力量」

不過，現在仍然有蜥蜴等生物，具備重新生長出身體所喪失部分的能力，螃蟹的螯也會再生，所以我想人類也並非完全沒有這種再生機能。既然有些生物具有能夠再生自己的腳或尾巴的力量，那麼同樣身為動物的人類，這種機能又怎麼可能是零呢？

我認為，這些機能只是在我們的體內沉睡。

人類完全忘記自己擁有這種能力，因為「不相信自己有這種力量」成為一種共通的概念，所以就變得無法行使這種能力了。

然而，即便是到了現在，人們也知道自己身體的某些部分能夠再生。皮膚受損了可以再生，衰弱的器官也能夠恢復。雖然速度很慢，但許多部分確實都可以恢復。

在人類的基因當中，包含人體整體的設計圖，精子卵子合體後的小細胞，最後長成龐大的身體，成為完整的人類軀幹。

如果人類體內原本就有這種設計圖，那麼不管是內臟或者骨骼、大腦、頭蓋骨、手腳等，假使在人生中因為受傷或疾病，導致身體某部分無法繼續使用，只要能啟動基因原始的力量，一定有可能讓該部分重生。

能否引導出這種再生的力量，就是治病的關鍵。

就如同我之前所說的，疾病無法治癒的理由，是因為人類接受唯物論的教育，打從心底不相信會有奇蹟發生。因為這樣的想法變成常識，人們只相信「以物質對抗物質」的唯物治療方法，所以疾病才治不好。

但是，當信仰的力量增強，一定會發生許多驚人的奇蹟。

2 探索「心的力量」和疾病的關係

疾病是否能治好，全看如何運用「心的力量」

「相信的力量能治病」，其實並沒有那麼不可思議。

雖然人們很少具有「治病的能力」，不過幾乎所有人都擁有「製造疾病的能力」。

即便沒有能力治好癌症，但大概所有人都有著製造癌細胞的力量。只要勉強自己、不好好照顧身體、過著情緒混亂、破壞性的生活，恐怕就一定會得到癌症。

在身體裡製造出癌細胞，其實是相當困難的。雖然如此，人總是輕易地製造出癌細胞，自己卻無法清除掉癌細胞。

這表示人們並不知道「自己的身體是由自己的意念所形成」，不瞭解念力和心的「形成力」，還沒有充分掌握到如何使用意念。

破壞性的意念要多少就有多少，但現今的事實是，大部分的人都沒有學會如何使用良善、和諧，以及具有建設性的意念，所以才無法治病。

既然自己可以製造出疾病，那麼自己治癒疾病，也應該是可能的。

首先，認識到這個道理，是治癒疾病的第一步。

把疾病製造出來的，就是你自己。

如果我對各位說「請試著在一年內生病」，那是有可能的。雖然這個世界上，或許有人健壯到不管怎麼折騰自己就是死不了，但大部分的人如果故意要生病，還是有可能的。

比方說，「通宵達旦地工作」、「明明無法負擔一億日元以上的欠款，卻借了十億日元」、「夫妻每天晚上都吵架」等等，如果有這種情形，應該很快就會生病吧！或者也可能因為「孩子不聽話」而生病，換成是年輕人，則可能因為失戀而生病等等。

如同先前所述，人很容易就會生病。如果因為精神上的打擊，導致身心失調，馬上就會引發疾病。

是否藉由疾病來逃避人生

自己可以製造出疾病，但是卻無法治癒，這實在是太奇怪了。無法治病，其實是因為「不想治好疾病」。因為自己生了病，就可以成為自己不滿足、失望感，以及能力不足的藉口。簡單地說，就是「只要生病，一切就可以被原諒」。

比方說，自己能力不足這件事，因為生病可以被原諒；收入無法增加，因為生病就可以被原諒；對孩子的教育失敗，因為生病也可以被原諒。在這些例子當中，生病的可以是自己、孩子，或是其他任何一位家人。

另外，談戀愛被甩了，如果生病，似乎就可以逃離這個問題。

也因此，請各位務必瞭解，所謂生病，其實不是一種偶然，有時候是為了追求一種「人生的逃避」，而自願生病的。

身體狀況不好、染上疾病時，請再次確認：「我是不是在給自己尋找逃避的藉口？我是否藉由疾病在逃避什麼？」

如果對生病的人說：「你根本是拿生病當藉口在逃避吧！」大部分人聽到後，想必都會生氣。對方說不定會大罵：「來探病說幾句安慰話也就罷了，竟然說我『用生病當藉口在逃避』，簡直太失禮了！你這種人乾脆下地獄去吧！」

人在表面意識的層面，並不認為自己渴望生病，但以第三者的眼光客觀地觀察此人生病的過程，就會知道此人確實在渴望著某個逃避的出口。

此人需要以疾病來說明自己活得不盡如意、事事不順遂，或者遭受挫折的理由。

此外，一個勤勉、很少休息的人，也可能會自己製造出疾病。實在無法休息的人、無法原諒自己休息的人等等，要是不生病，就無法停下來休息。所以身體會自己製造出疾病，告訴你：「你該休息了！」其實很有可能是潛意識很想要休息了，才因此生病。

因此，必須要客觀地觀察自己的疾病，想想「為什麼自己會得到這種病？」

免於罹患癌症的自我檢查項目
——是否有「攻擊性的情緒」和「自我懲罰之心」？

在我的著作《復活之法》（幸福科學出版發行）中寫道：「癌症是因為對他人的攻擊性情緒，和自我懲罰之心所產生的。」

但是，我也希望各位知道，並不是只有壞人才會得癌症，好人不會得癌症。

就像前面所舉的例子，即使是好人，也常常會勉強自己。正因為是好人，所以才會勉強自己、讓自己背負過重的負擔，既不休息也不逃跑，再三強迫自己。然後在不知不覺中逐漸累積自我毀滅的意念，終致累垮自己。因為這種人除非自己真正倒下，否則都不會放棄。

有時候其實明明還可以工作幾十年，卻因為太過勉強自己，結果提早讓自己倒下。

因此，會不會得癌症，光是用一個人是「好人還是壞人」的觀點來判斷並不充分。從客觀的角度來看，當自己對心靈和身體的「經營」失敗時，就可能會出現疾病。

攻擊性強的人，持續對他人懷有憎恨、憤怒等強烈的情感，這種意念有時會讓對方因此病倒。不過，這個意念也有可能並沒有傳達給對方，反而讓自己生病了，所以不得不小心。

其實，自己生了病，只是讓懷恨的自己吃更多的虧。為了想打倒對方，而發出「生念」，但是當對方沒有受到影響時，這個意念就會打回自己身上，進而讓自己生病。

如果覺得「要是自己罹患癌症就太不划算了」，那就必須放棄散發出這種負面意念。若是對他人的憎恨、憤怒等等攻擊性念波，不適可而止的話，就會對自己的身體帶來不好的影響。

因此，為了保護自己，必須和緩責怪他人的念波，保持和諧的心境。

再者，自我懲罰之心也是癌症等疾病的病因。宗教性格的人所生的病，多半是源自這種自我懲罰的心念。

簡而言之，自己無法原諒自己這個「有罪之人」。

無法原諒自己在過去所犯的種種失敗、過錯以及對他人犯下的罪行等，鬱鬱寡歡的情緒經過多年的積累，就會形成病灶。

錯誤的意念，會使自己身體虛弱的部分潰堤

對於「自己製造出的疾病」，無論其疾病的種類為何，通常會從自己身體最虛弱的地方開始發病。並不是說「只要有某種意念，就一定會得某種疾病」，而是會從身體裡最虛弱的地方出現病症。

因此，不管是癌症、心臟病或腦、血管的疾病，任何疾病都有可能出現。這錯誤的意念會找到身體最弱的部分，讓疾病出現，所以即使醫治好這個部分，也還是會在其他部分出現疾病。

當然，也有可能因為天生體質的關係，身體裡有些地方較強、有些地方較弱，但其實任何疾病都有可能出現，疾病就是這麼一回事。

那就像是河川氾濫時，堤防最弱的地方會潰堤一樣。隨著河水的

增加，堤防較弱或者較低的地方等就會出現潰堤，而導致河水氾濫。同樣地，一旦持有想要引起疾病的意念，此意念就會開始尋找身體虛弱的部位，然後造成這個部位潰堤。

諸如上述，疾病會出現在身體中較弱的地方，即使治好了這個部分，又會出現在下一個較弱的部分，這跟阻止河川氾濫的情況一樣，需要從根本上來解決才行。

3「家庭問題」與疾病之間的意外關係

無法戒除菸酒的人，真正的心聲是什麼？

雖然並非所有疾病的原因都在於心，但是我們可以說，「疾病約有七成的原因都起於心」。

當然，也有因為世間的原因、物質的原因所導致的疾病，比方說抽菸太多導致肺癌。吸菸者或許會舉出許多藉口吧！但其他人則會認為：「一天抽四十根菸，那麼得肺癌也是理所當然的！」

在這個例子中，肺癌的直接原因是「香菸」這種物質，但是無法戒掉香菸，多半都是心理上的理由吧！或許是因為背負許多壓力而覺得焦躁，或者有罪惡感、覺得不安，為了想麻痺這些感覺，才始終無法戒掉香菸。

「無法戒酒」的情況也一樣。

適量飲酒固然對身體有益，但如果喝到讓周圍的人多次勸阻「別再喝了」，身體一定會變差。這時候即使酒本身是直接的致病原因，而「對身邊人的提醒充耳不聞」，但從這點來看，生病的原因還是在於心。

比方說，有人覺得「不想回家」，因為回家後常挨太太罵，所以不想看到太太的臉，總是在外面喝了酒才回家。

對於做太太的人來說，聽了一定很驚訝吧。「我本來以為丈夫是因為愛喝酒所以才不回家，原來是因為不想看到我，才在外面喝酒。我從來沒想過會是這樣啊！」或許很多太太都有類似的想法吧。

在男性朋友中，也有人搬出許多藉口，「回家後會被太太罵，所以不想回家」、「回家後太太會嘮叨『家裡沒錢了』，聽了很煩所以不想回家」、「回家後又要聽太太說小孩子的教育等等問題。我不想聽這些，所以不想回家」等等，拚命找出許多不回家的理由，然後便因此生病。

另外，週末在家可能又要被太太說什麼，所以也有人因此出門去打根本不感興趣的高爾夫球，導致傷到了腰。

即使是夫婦，彼此也很難理解這類心理狀況。

雖然有可能因為飲料、食物或香菸等物質的原因導致疾病，但是其過程當中，在某種程度上是源自於心因性的部分，即心的問題。我認為就疾病來說，大約有七成都與心有關係。

反過來說，只要治療好心病，大約七成的疾病都有可能痊癒。

給苦於乳癌或子宮疾病的人——觀察妳的潛在意識

特別是乳癌、子宮癌、子宮肌瘤等女性特有器官所發生的疾病，原因多半出自夫妻之間的不合。

「我丈夫有外遇，總是不回家」、「我丈夫在外面有女人」等情況下，如果是一個有能力駕馭丈夫，使其回心轉意的太太，那就能解決問題，也不至於罹患癌症。但對於沒有這麼堅強的人來說，猶豫又懊悔的想法，會逐漸累積在心裡。

這麼一來，就可能會罹患乳癌或者子宮系統的疾病。

無法攻擊對方，使對方聽話的人，會反過來責怪自己。因為責備自己身為女性的價值和本質，進而讓疾病出現在女性特有的器官上。

不用多久時間，身體就會出現異狀。只要短短幾個月，就可以看到癌細胞或囊腫等等。

此時當事人除了責備自己，其實同時也希望透過疾病讓丈夫回心轉意、反省過錯。藉由自己「得了乳癌」、「得了子宮癌」，來譴責丈夫。

這是企圖威脅丈夫的念頭：「都是因為你，我才得了這種病！你給我負責！快點回家照顧我，不然我死了一定陰魂不散！」不惜讓自己生病也要讓丈夫反省。

即使當事人在表面意識沒有這種想法，但在潛意識中卻有這個念頭，這往往就是疾病的起因。

放下「譴責的心」，讓人生重來的思考方式

因為夫妻問題而導致疾病的情況，也有可能存在「我要讓病情更加惡化，讓我丈夫好好反省」的心態，但如果有心想治好疾病，最好還是朝與丈夫和解、協調的方向去努力。

如果太過譴責對方，那就更應該要改變想法，反過來反省自己不

足的地方，發現對方的好處，給予讚美，如此一來對方的態度也會變得溫柔。

先生既然是因為受到譴責而逃跑，只要放棄譴責，自然就會反省回家。

先生不回家時，太太往往會覺得：「我老公該不會是有外遇了吧？」諸如此類的想法，但是這種譴責的念頭，其實讓人很難承受。所以先生才會想逃開，流連在外，喝些其實沒那麼想喝的酒。

其實先生只是想逃避譴責的意念，只要太太變得溫柔，自然就會回來了。

對太太來說或許很辛苦，但重要的是和丈夫協調、和解，也不要忘記回頭反省自己。而當兩人有了「回到剛結婚時的心情，從頭再來」的心情時，對方就會有戲劇性的轉變，請務必試試看。這個結果絕對好過一命嗚呼。

人生可以重來許多次，切勿不斷譴責妳的先生。不要再重提十年、二十年前的舊事，或是因為一些瑣碎的事情而抱怨，否則事情會向擴大傷害的方向發展。傷害當然越小越好，希望各位能朝修復關係的方向努力。

女性因家庭關係的苦惱而致病的例子比較常見，特別是跟丈夫的關係導致疾病的狀況非常多，不過子宮疾病除了丈夫以外，也有可能起因於與孩子相關的煩惱。

對女性來說，子宮是宿有自己孩子的地方，所以往往會認為「孩子不成材，是因為自己身為女性的『性能』不佳」，於是開始責怪自己。如此一來，就會出現子宮方面的疾病。

希望各位能了解到「人類有製造疾病的能力」。當你覺得「自己可能正在製造疾病」的時候，應該考慮「我要藉由改變想法，改變我的人生」，並朝這個方向努力。

4 改變體質的神奇減肥術

避免罹患心臟病——注意「營養過剩」和「運動不足」

心臟方面的疾病，通常是因為壓力或者怒氣等影響。特別是男性，中年以後因為職業上的壓力過大，導致心臟疾病的例子屢見不鮮。

當然，也有因物質原因導致心臟病的例子。例如，暴飲暴食、體重增加，處於運動不足的狀態，罹患心臟病的可能性就很高。從客觀來觀察「由於某種情況而容易得心臟病」，如此統計並沒有錯。

從前在營養不足的時代，曾經流行結核病等等，而到了現今營養過剩的時代，人很快就發胖，增加了心臟病等疾病的發生機率。如果是過著美式生活，營養過剩和運動不足，就很容易引發心臟病。

若是從世間的角度找到明確的病因，那麼還是要加以改善。

有些人感到壓力時，就會想要多吃點東西好讓自己更有精神。可是人過中年之後，如果不努力改善自己的體質，可能會早死，結果造成家人的困擾，在工作上也會給其他人帶來麻煩。

有很多人年輕時相當健康，自稱「學生時代參加過運動社團，所以對體力很有自信」。不過，年過三十五歲之後還是應該多多留心，定期到醫院接受檢查等等，確認身體有無異狀。

如果血液檢查出現特定疾病的徵兆，就應該特別注意這個部分，並且立即改變生活習慣。

「由於飲食過量所以日漸肥胖，導致糖尿病」，這並不是佛神的錯。因為從自然法則上，勢必會出現那般的結果。如果攝取的熱量過多，就應該修正過量的飲食習慣，並努力增加運動量。

各位必須要愛惜自己的身體，努力控制自己的身體狀況。

銳減十二公斤的獨特減重法

在幾年前我自己也曾身體狀況不佳。

在那之前，體重多半都維持在七十二、三公斤。因為這樣的體重讓我比較有精力，可以輕鬆地說法，不過從後來身體狀況不佳這個結果看來，我想體重似乎過重了些。

雖然體重有七十二、三公斤確實比較有精力，但因為血壓和膽固醇的上升，我感覺到身體不舒服，所以認為有必要改善體質，於是努力實行了減重。

結果我在三個月內成功地減重十二公斤，即使我對於減重的知識足以寫成一本書，不過總覺得大川隆法出減重書似乎不太恰當，後來還是作罷。

我將原本七十三公斤的體重減到六十一公斤，到現在還維持著這個體重。六十一公斤是我高中一年級時的體重。

我覺悟到：「身為一家之長或組織的領導者，為了要能長久持續地工作，首先需要改善體質。」

我之前除了攝取過多的熱量，水分的攝取量也過多。因為講演或會議等等，必須時常說話，所以我經常攝取水分，祕書也常常會替我準備飲料，所以喝著喝著，肚子裡滿滿都是水。

這種症狀被稱為「社長病」。由於公司的社長多半較常喝茶之類的飲料，所以身體裡累積許多水分而發胖，並且成為患病的原因。身體的水分必須要排放出去，但是卻沒有確實地排放。

像這樣攝取熱量過多、身體裡堆積了水分，就很容易生病，因此，除了要注意減少攝取熱量，降低體脂肪和體內的廢物，也需要排出多餘的水分。

而我採用了什麼具體的方法呢？首先，早餐改喝紅蘿蔔蘋果汁。只喝紅蘿蔔蘋果汁其實不太夠，但我還是努力地實踐了。

另外，我開始健走，儘量增加走路的量。

午餐吃些蕎麥麵、烏龍麵、義大利麵等輕食，我很常吃蕎麥麵。

只有晚餐吃得跟平常沒有兩樣，但是稍微減少肉類的攝取。

還有，為了減少體內的水分，開始喝生薑紅茶。生薑紅茶有利尿作用，可以排出體內多餘的水分（參考石原結貴醫師的理論）。

這種生活型態讓我成功地減重十二公斤。

減重的效果——迅速消除疲勞

但是，在減少體重時，體力也會下降，工作上會感覺變得比較吃力。工作忙碌時進行太嚴格的減重，反而會倒下，所以需要先仔細考慮自己的人生規劃，再去執行。

很久以前，體重還是七十二、三公斤時，我也進行過減重，那時體重約減到六十七、八公斤，只不過一旦體重低於七十公斤，大約在三次左右的公開講演之後，馬上就會累到無法動彈的狀態，所以就中斷了減重。

但是，我身體的機能慢慢隨著年齡而衰退，所以覺得「有必要再減重一次」，於是又開始實施。

體重掉到一定程度後，就不再會大幅下降，不過只要持續上述方法，我想還是可以在一個月內減掉兩公斤左右。

可是，在我瘦下十二公斤時，醫生下了禁令：「差不多該停了吧！」醫生說：「既然已經回到高中時代的體重也就夠了吧！不要太勉強自己，最好別太過追求理想的體重。」於是我便就此打住了。

儘管如此，減重的效果還是相當神奇，體重減少之後，乘坐交通工具移動開始變得輕鬆。對肥胖的身體來說身體的彎曲很吃力，但是瘦下來之後，乘車移動等變得很輕鬆。

另外，疲勞的消除也變快了。胖的時候每次在講演之後，會殘留對身體的損傷，大約要花上四天左右的時間來恢復體力，但是減重後，只要一天就能恢復體力。

中年以後活得快活的「健康祕訣」

除此之外，由於減肥，我變得比較願意外出。我開始喜歡出外和人見面，比以前更常接受邀約。

而我外出的次數增加了，也是和減輕體重有關。從前當我要去百貨公司等等的地方時，時常會因為感覺疲累，覺得不好意思而不是那麼想去，如今體重減輕了，去逛街購物也就不覺得有那麼辛苦了。即使走上幾個小時也不覺得疲累，我感覺到「原來體重變輕，是這麼一件好事啊」。

現在的我，若是像背負薪柴的二宮尊德一樣，拿著十二公斤的行李，不但沒辦法長時間站立，走在車站月台或百貨公司等地方，腳一定會痛，減重之前的我，就是那樣的狀態。

體重下降時，活力也會跟著下降，那的確會讓人感到難受，但中年以後發胖的人，在不勉強自己的程度下，請每個月大約減重兩公斤。

為了這個目的，稍微節制飲食是很重要的。如前所述，我採取了「早上喝紅蘿蔔蘋果汁，中午吃蕎麥麵或烏龍麵，只有晚上正常進餐」的型態。另外，晚上也儘量不要吃零食。

把飲食份量控制在這個程度，並增加運動量。忙碌到沒有時間運動的上班族，也可以試著努力走電車一站左右的距離等等。

藉由節食來減少體重、增加運動量，體質就會神奇地改變。一開始或許有點辛苦，但只要能維持一定的水準，之後就能恢復成年輕時的狀態，身體也會變得輕鬆。

中年以後，就必須要考慮改變自己的體質。

像我一樣減重十二公斤或許太辛苦，可是如果要減少兩、三公斤或者四、五公斤，我想並不會太吃力，請各位不妨試著努力看看。

不減少飲食的份量，體重終究無法減少。

另外，如同前文提到的《復活之法》一書中所述，身體裡堆積太多的水分，對心臟並不好。

堆積過多水分，血液量也會增加，為了讓血液遍佈全身，心臟需要相當大的力氣，這就導致血壓上升。給心臟帶來負擔，身體當然就吃不消了。

特別是吃鹽分過多的食物，就會攝取過多水分。一般認為預防高血壓，鹽分的控制很重要，這一點確實沒錯。鹹味不夠時，一開始吃東西可能會覺得不習慣，但減少鹽分的攝取，是可以減少身體吸收的水分。

我原本以為吃西餐容易發胖，日本料理不易發胖，不過日本料理其實用了許多鹽。調查之後發現，我一天攝取了二十到三十公克的鹽分。

於是，我將一天攝取的鹽分減少到七公克左右，並且調整水分的攝取，身體裡多餘的水分確實變少了。

年輕時為了要成長，只想著吃喝，中年以後身體已經不會再成長了，反而是排泄變得比較重要。「如何將堆積在身體裡的毒素和水排放出來，消耗掉多餘的卡路里」，各位必須將焦點放在排泄和燃燒熱量上。

各位必須具備這方面的智慧，所以學習醫學常識非常重要。

5 讓健康復活的四個關鍵字

各位必須要注意，許多醫生都是悲觀論者。醫生在工作上每天面對病人，看著許多疾病惡化或是病人去世，自然而然就會變得悲觀。「這種病治不好了」、「你可能會死」、「你一輩子都要一直服用這種藥」等等，醫生總是會帶來壞消息，所以從某種程度來說，必須要具備能忍受醫生「不幸預言」的能力。各位必須在心中堅信「人具有恢復的能力，所以這些不幸的預言不會實現」，否則就會受到不好的影響。

當然，生病可以看醫生、吃藥，不過各位必須要注意，許多醫生因為看了太多人去世，就變得很悲觀。

醫生總是認為，只要先說出最糟的情況，實際多半不會那麼糟，反而比較令人安心。

比方說，如果告訴一個只剩六個月壽命的人「你大概只剩三個月左右」，若實際活得時間更長，當然誰都不會抱怨。相反地，如果告訴對方「你大概可以活一年」，卻過半年就死了，那麼家人或身邊的親友一定會很失望。所以出於職業的特性，醫生往往習慣說出最糟的情況。

因此，要是太過聽信醫生的話，那就會成為一種暗示，導致病情更加惡化，最好把聽到的內容打個折扣。此外，也有許多「一反醫生預測，病情好轉」的例子，最好相信自己能夠復原的可能性。

為了讓身體健康，懷抱著積極開朗的意念去生活，是非常重要的。

整體來說，能夠讓健康復活的四個關鍵字，那就是「反省」、「感謝」、「精進」和「祈禱」。

首先，重要的是藉由「反省」，除去靈體中惡性意念的部分。

藉由反省，引入佛光。

接著是「感謝」。

病人多半不會抱持著感謝之心，
口中經常說著不平不滿或抱怨，但很少會產生感謝之情。
因此，如果不想生病，
就必須感謝許多人。
如果已經患病，
請提醒自己對身邊的護理師或家人等抱持感謝之心。
這麼一來，病情就會好轉。
帶著責怪他人之心，疾病則無法好轉。
疾病同時也是促使自己反省，
提醒自己，家人可貴的機會，
更是一個教導你反省及感謝的修行機會。

再來是「精進」。

前面提到過飲食或運動等控制身體狀況的重要性，

但是「學習醫學知識，維持自己健康」的精進之心也不可少。

最後是「祈禱」。

抱持著「想要變得更好」的心情，

設計自己的整體人生。

「自己想要擁有這樣的人生。

在某個年紀之前，希望能繼續活躍在工作上，

之後也希望如此這般的與家人一起生活。」

要持續不斷地在心中描繪這樣的人生設計圖。

每天都要為自己的健康生活設計、祈禱，
漸漸地，生活和想法、行動等等，
都將逐漸吻合這個目標。

請將「反省」、「感謝」、「精進」、「祈禱」這四個詞，當作
讓健康恢復的關鍵字。

專欄

健康與幸福的啟示③

反省是有助身心輕快的「排毒」

這個世界上，有許多一旦發生就無可挽回的事。然而，「心中的事實」卻是可以挽回的，其方法就是「反省」。

從出生至今所犯的種種罪惡，藉由確實的反省，就像使用修正液一樣，可以消除掉痕跡。

即便你犯過許多錯，自己也覺得「自己是個無可救藥的人」，然而這種「無可救藥」的想法，就是起點。

由此進行反省修行，調整自己，改善到非常徹底的境界，就可以將過去的錯誤一筆勾銷。

佛神賦予了人類如此偉大的力量。

此外，也有人藉由反省，擺脫了長年依附在自己身上的惡靈。

惡靈是靈體，或許各位會覺得應該是沒有重量的，不過惡靈其實也有其重量。即便靈體本身沒有重量，但就靈性感覺上是有重量的。

而這樣的惡靈，依附在自己身上五年、十年、二十年，有人甚至繼承了雙親原有的惡靈，從小時候就開始背負惡靈。

然而，經過反省，可以擺脫依附在自己身上的惡靈。

當惡靈離開時，肩、腰和背部會突然覺得輕盈。有種突然之間變輕了，放下重擔的感覺。

惡靈離開之後真的會感覺身心變得輕盈，臉頰散發紅光，彷彿有一束溫暖的光線射進胸口。

非常希望各位也能嘗到這種靈性體驗。

惡靈離開時的暢快感，

就彷彿洗完澡時的清爽感。

臉泛紅光，心胸變得輕盈，整個身體也變輕了。

希望各位都能體會這種感覺。

那就像是一個十年沒有洗澡的人，洗澡之後刷去身體汙垢般，溫暖舒適的感覺。

這是一種無害的靈性體驗，請各位務必體驗看看。

絕對健康法

——從超越世間的世界來思索「健康的真相」

1 連醫生也無法看見的「人類真正樣貌」

本章要論述的主題，是以我的另一本著作《心與身體的真正關係》（幸福科學出版發行）為基礎，並以「絕對健康法」為題來進行講述。

站在我的觀點，這本書裡寫的都是非常理所當然的事，不過，對於以一般常識來思考的人，或者是醫師、藥劑師等從事專門職業的人來說，或許會覺得這是一本非常大膽且觀點特殊的書吧！

我認為，這是因為我從兩個方面來看待人生。

其一，當然就是從這個世界的觀點、從客觀的角度來看待肉體的存在。我從來沒有教導過各位「沒有肉體」、「應該忽視肉體」的教義。我是充分意識到有肉體的存在，進而講述教義。

另一方面，就是從離開肉體之後的世界，也就是從靈性世界來看待人生。「肉體當中存在著靈魂，靈體和肉體兩者合體才是人類的真正樣貌」——這是我所有論述的基本前提。

「從靈體和肉體這兩方面來看，才能明白真正的人類觀、人類的真正樣貌」，這是我的基本想法。

如果認為本書的內容，跟一般的書籍以及專家的看法不同，那就是起因於觀點不同。

我認為醫生等專家，在自己專業的領域中，從事了有助於人類的工作，但是他們實際上只看到了人類一半的樣貌。

然而，若是能仔細觀察剩下的一半，就能看到人類的真實樣貌，並更接近真理。所以我希望各位能夠知道，還有更深層的真理。

2 難以察覺到的「肉體的構造」

肉體就像「河水流動」一樣，不斷變化

在《心與身體的真正關係》一書中也有提到，所謂的肉體，其實是非常具有流動性的。

就好比河水的流動一般。比方說，在我的故鄉有一條名為吉野川的河流，為其拍下照片，就可以用這張照片告訴他人「這就是吉野川」。但是，真正的吉野川永遠有水在流動，所以，實際上不可能以固定的型態，拿出任何東西來告訴別人「這就是吉野川」。

河川總是由上游往下流，最終流入大海。在這過程中會有雨水降下來，以及其他的水流從旁匯入，或者地下水湧進等等，以許多不同的方式增加水量。

不管河流如何變化、轉變、改變形貌，但最終都以一個名字，以「河川」的型態存在。

同樣的道理，各位的肉體也是一種永遠都在變化、轉變的存在。

從遺傳上來說，當然，各位的肉體是根據來自雙親的基因遺傳中的「設計圖」而形成的，但肉體本身會不斷地進行新陳代謝，老舊的細胞全部死亡，又再產生新的細胞。

現在各位所擁有的「肉體」，其中直接由雙親所獲得的，幾乎已經都不存在了，所有的東西都已經替換過了。就連頭蓋骨也不一樣，腦細胞、神經，各個部位都因新陳代謝而替換過。

構成我們肉體的每個部位，不到一年就會全部替換掉，各位現在的肉體跟一年前的肉體是不一樣的。

一年前的肉體和現在的肉體相比，外觀非常地相似，看起來就像是「一樣的人」，拍照之後，看起來也像同一個人。可是內容呢？就像前面「河水的比喻」一樣，肉體是經常在變化的。肉體裡面有血液在流動，不只如此，肉體本身也會不斷地變化。總而言之，所謂細胞就是會不斷地產生新細胞，並且不斷地死亡。

以往人們都認為，腦細胞只會隨著年齡增長而死亡，但最近發現似乎不盡如此。也就是說，年齡增長之後，還是會產生新的腦細胞。

請各位一定要有如此認識──「自己就像一條河，就像河水的流動一樣」。

皮膚也不可能永遠不變。想必各位也知道，皮膚以我們肉眼可見的形態不斷地在替換。每天洗澡的時候，都一定會感覺到老皮變成了汙垢，從身體上剝落，頭髮也當然會汰舊換新。

人的肉體新陳代謝之頻繁，令人感到不可思議。

肉體可以根據自己的努力改變

肉體其實設計的相當精巧，雖然看得出被設計、被創造的痕跡，但並不是自出生以來就完全依照設計圖沒有改變，而是不斷地流動、變化。

從生到死之間，要以什麼樣的肉體生存，這其中有很大的部分，可以由自己控制。其中當然有與生俱來的素質，不過，藉由自己的努力和精進，可以改變肉體的可能性是非常高的。

比方說，兩個奧運選手結婚生下的孩子，一定具有在體育領域名列前茅的素質。

可是，如果他自己不努力，沒有運動的習慣，那就絕對不可能擁有結實的體格。天生具有這種素質的人，假如經過一定的鍛鍊，有可能創下接近自己雙親的成績。但是，若此人如果沒有經過那些鍛鍊，就不可能有這樣的成果。

另外，關於頭腦的好壞，一般都認為「頭腦好的人，生來就遺傳有聰明的基因」，這種說法未必不對。可是，即使雙親的頭腦都很好，自己要是不用功，書也不可能念得好。

不管具有多少與生俱來的天才素質，若是在野狼的教養下，一樣會大字不識。這是沒辦法的，因為要能閱讀文字，必須要有「習字」這種後天因素。

3 開發「潛藏的力量」，拓展無限的可能性

光靠腦和神經的作用，無法解開「心」的祕密

佛洛伊德和榮格等心理學家發現：「人類的意識其實具有雙重性。除了自己有知覺的意識、自己能判斷的表面意識之外，還有一個深層意識。在那意識深處，有一個無意識的世界。」

這是從十九世紀跨入二十世紀時，從某種意義上看，最偉大的發現之一。在唯物論抬頭的同時，人們發現了一個與唯物論相反的世

界，也就是「所謂的心，其實不是靠腦或神經來判斷思考的。在眼睛看不見的『水面下』，還有心的存在」。

榮格甚至還提出有所謂的「集體無意識」，這並不是每個人的個人意識，而是人類共同的意識。榮格指出：「從古代就已經存在著一種人類的精神原型，而每個人的心，都受到這種共通意識的影響。」

從我宗教家的角度來看，這些人所講的心理學其實更是超自然。聽到他們的學說，或許會有人認為「憑這種理論竟然還能拿到學位、博士」，其中更存在著許多異想天開，毫無根據的部分，可以說是一種跳躍的理論。可是，卻有非常多的人在學習他們的學說。

如果他們認同靈界的存在，就能說得更具體、更清楚。但是這種心理學卻企圖跳過靈界加以說明，所以變得非常難懂。

不過，連學術界也公認：「確實有無意識世界的存在，有一個自己沒有自覺到的世界存在。」關於這一點，姑且不論這些人相不相信宗教，但這些人相信有那般世界的存在。

我希望，各位要牢記這一點。

在心中「廣大無邊的世界」裡存在著什麼？

清楚地揭開無意識界，也就是與表面意識不同的潛在意識世界的面紗，其實就是幸福科學所講述的眾多教義。本會的教義就是在說明無意識的世界、潛在意識的世界。

因為在醫學上無法探究，所以將其稱為無意識或潛在意識，而心理學家們其實也已經察覺到「這個世界相當廣大無邊」，可是卻無法說明「那究竟是個什麼樣的世界」。

在這所謂無意識界當中，又分為自己與守護、指導靈相連接的無意識世界，以及與自己敵對勢力——地獄的世界。各位是有可能與危害自己的靈性世界相連接的，這兩者都會為你的人生帶來影響

在現今科學的世界裡，雖然已經隱約察覺到這一點，卻無法加以說明。若想進一步地說明，就必須進到宗教領域中了。

在宗教領域中，對於靈性世界能夠明確清楚講述的，就是「幸福科學」。因此，從「探究未知的存在」這層意義上來說，本會才使用「科學」這兩個字，做為教團的名稱。

佛洛伊德或榮格、阿德勒等等，這些人無法解釋清楚的事，幸福

科學可以明確地解釋清楚。在人生觀的深層部分、人生深奧的部分，以及人所居住的這個地上世界、眼睛所見世界之背後的世界，幸福科學皆可進行說明。

強烈的意念將能解放「隱藏的力量」

如同先前所述，生在這個世界的人就像河川一樣，會變化、轉變，人是可以改變自己的。

因此，如果有意識、有自覺地啟動想改變自己的力量，再加上支持這份力量的其他力量，就會發生平常不可能發生的現象。

這就是我想告訴大家的。

其實，各位身上都還有許多「隱藏的力量」。每個人的身上，其實都沉睡著相當驚人的力量，只是還沒有成功地開發出這些力量而已。

如果你認為人類「只具有宿於肉體的有限力量」，並認為人類只是一種透過吃進食物、把食物當做汽油一般，只依靠腦或者是神經來判斷的話，那麼，你就無法突破這做為肉體之人的極限。

然而，如果能有類似前面提到榮格的「集體無意識」等想法，能夠認為「人類存在於超越肉體的偉大世界當中，同時也是具有偉大可能性、具有精神部分的存在」，那麼即可展現無限的可能性。

比方說，有個人強烈希望「能夠成為一個成功的經營者」，而他一整天、一整年都不斷地發散出這強烈的意念，那麼總有一天將會有人感受到他的念波。在他身邊的人、在日本的人、在世界的人、人群當中與他有緣的人，將會感受到這念波而靠近過來。藉由這種方式支持者們紛至沓來，於是此人將可開創自己的事業，發展壯大。

這就是「心念必實現」的體現。

就像這個例子，當我們想開創事業時，只要自己有「想要實現」的強烈願望，那麼就能夠從小公司成長為大公司。

有盈餘的公司是健康的，而虧損的公司就像是染了疾病一樣。同樣的，人類的肉體也可以選擇要變得健康，或是生病。

該怎麼做，才可以做選擇呢？

首先，「心裡在想什麼」這個原點是非常重要的。

「想要創立一個偉大的公司」，如果沒有如此想法，就很難擁有大規模的公司。此外，公司也不是光靠偶然機運就能夠建立起來。要成立公司時，必須先尋求志同道合的人士、共同提供資本、租借大樓、聚集人才，若沒有一開始的決心，就很難成立公司。

肉體的健康也是一樣，只要自己有「塑造健康身體」的念頭，那麼自己的肉體當中就會湧現協助的力量。

4 你的身體充滿了「奇蹟」

為什麼「血液」會變成「母乳」？

或許各位都以為「肉體無法隨心所欲」，但是，我們的肉體裡面其實就像一座工廠，即便各位都沒有意識到，但在無意識間，身體卻在不斷地製造著各種東西。

有人是出於個人意識而製造出血液的嗎？如果有個人說：「今天我刻意製造了一公升的血液」，那一定會讓人嚇一跳吧！因為血液是自然而然產生的。

此外，當女性結婚生子，開始養育嬰兒後，就會分泌母乳。母乳雖然是由血液變化而成的，但是有人能夠發明將一公升的血液，轉化成一公升奶水的機器嗎？如果有的話，我倒真想看一看。

要是能辦到這件事，那幾乎像是奇蹟了吧！「血液變成奶水」這件事本身就近乎奇蹟。在我們的身體裡，發生著許多近似奇蹟的事情，但我們是否需要付出巨大的努力，以促成這些奇蹟的發生呢？其實不需要，母乳是在無意識之下所製造出來的。

人的身體真的是非常不可思議！為什麼紅的東西會變成白的，而且變成對嬰兒來說是最適當的營養呢？母乳當中包含了幫助提升免疫的物質，好讓嬰兒不容易生病。

而一個母親並不需要為此付出特別的努力。當然，她必須要努力吃東西。做為母親必須要有適當的休息、充分的營養，可是，母乳並不是自己想製造就可以製造出來的。

為了能產出母乳，雖然在表面意識上，會努力去攝取能成為營養的食物，但是，血液轉化成母乳這一個部分，則並非是表面意識的力量。

關於這一點，只能說「這是人獲得的恩惠，人得到了佛神的恩典，身體能夠如此變化。每一天，奇蹟皆不斷發生。」

再說到更早的階段，嬰兒的出生本身就是一個奇蹟。

我曾經參觀過豐田汽車的工廠，觀察製造車輛的過程，許多機器手臂在工廠裡組裝著各種零件。

或許母親們都會說：「嬰兒是我生的。」可是，如果每一位母親的肚子裡，都像在這座工廠裡面一樣，有好幾隻手在製造孩子，那確實是很驚人的事。但是人卻在渾然不知的狀況下，形成了孩子的身體，並在最後出生成為人。

如果說生下來的東西，是壁虎、蛇，或者是恐龍，那可就糟糕了。但是，能夠以人的型態轉生於世間，這實在是非常值得感恩的事。人的身體真是充滿了奇蹟！

天生殘疾的孩子的尊貴使命

然而，「生為人」這件事太過理所當然了，所以很難讓人興起感激之心。司空見慣的事情，會讓人覺得「理所當然」，從而漸漸習以為常。

為了告訴人們「那並非是理所當然的」，所以有一定比例的人會生病，同時也有一定比例的孩子，生來就患有殘疾。

就像《心與身體的真正關係》一書中所提到的，人會輪迴轉生，有時為了修正前世曾做過的各種事情，今生會被賦予修行課題，所以才會患有殘疾。

但是，若從另一個層面來說，如果每個人都太過理所當然地出生，那麼人們就會變得不知道生命其實是個奇蹟。所以，有一定比例的人出生時身帶殘疾，他們身體功能的某一個部位，在某些程度上偏離了標準值。

因此，有些孩子出生時就身負著「教育他人」的使命。

在一個身體健康的人眼裡看來，一出生就帶有殘疾的孩子或許非常可憐，他們可能覺得：「為什麼這些人要承受這種痛苦呢？」其實，此人有可能在進行菩薩行，以如此方式來教育周遭的人們。

舉個其他的例子，各位或許就更容易瞭解。

比方說，有一個人雖然出生在貧窮的家庭，但是非常努力不懈地工作，終究開創了偉大的事業，並且成為富豪。這時候，每個人看了都會瞭解，「啊！原來如此。就算他以前很貧窮，卻透過努力不懈而成為了有錢人」。這個人就成為了勵志傳奇中的人物。

「身帶殘疾卻努力不懈地奮鬥生活」，這樣的人也是一樣的道理。其實他們非常偉大，只是一般人無法充分理解，而總是對他們感覺「很可憐、值得同情」。

但其實正因為這樣子的人，以一定的比例存在世界上，人們才會提醒自己不可以過度自滿，不要忘記感謝。他們的存在，就在於提醒人們：「能活在這個世界上，本身就是一個奇蹟。」

確實，每當我們看到身帶殘疾，卻活躍非常的人，很容易就會受到鼓舞。

感謝自己能夠活著的奇蹟，度過努力的人生

當人失敗的時候，總是馬上就心想：「自己已經完蛋了、一切都毀了。」

有人覺得「考試落榜了，一切沒救了」，進而自殺。也有人覺得「失戀了，一切都完了」、「被公司開除了，人生毀了」、「身體越來越糟，無法工作了」。抱持著這些想法而產生尋死念頭的人並不少，現在日本平均每年都有三萬以上的人自殺。

可是，這些人必須要知道，有很多人雖然生來條件不如人，卻還是非常努力。

人必須要心懷感謝，因為「活著本身就是一個奇蹟」。

不僅如此，除了活著本身的奇蹟之外，若在這個奇蹟上，再加上自己的努力，就可以讓這個奇蹟加倍，創造出更加美好的結果。

人具有這樣的可能性，實在是太值得感謝了。

我非常感謝我的雙親給我健康的身體，我很感謝自己能擁有強健的身體，以及理解能力很強的頭腦。

此外，「靠自己的努力鍛鍊，能夠讓自己自由自在地活躍」，這也是一件值得高興的事。

5 運用「潛在意識」創造健康

五十多歲的我，體力還能增強的理由

我在二〇〇八年七月就滿五十二歲了，但現在我的體力跟二十年前的三十二歲時相比，一點也不遜色。我甚至敢說，現在的體力比三十二歲時更好。

「三十二歲時，能像現在這樣每星期巡迴全日本講演嗎？能夠經常出國去說法嗎？」我想可能不行吧。很可能在途中就倒下了，但是現在的我，卻可以辦得到。

因此，年過三十的人即使老了二十歲，還是有可能改善體力。

為什麼我上了年紀之後，還能夠加強體力呢？

當然，理由之一是我有在鍛鍊身體，但其背後的原因，則是「使命感」。

我有著「要完成自身使命」的強烈決心，因而我也告訴自己的身體：「我必須完成這些工作才行！身體啊，你要爭氣，請支持我，讓我能遂行使命吧！」

如前文所述，人有表面意識和潛在意識，表面意識可以依照自己的想法而左右，相對的，潛在意識通常無法自由地控制。

潛在意識有點笨拙，如果朝固定方向不斷發出意念，那麼潛在意識就會聽從這些意念，但假如發出意念的方向不斷改變，就無法接收潛在意識了。

不斷發出「想變得健康」的意念

潛在意識就像是艘大油輪，油輪等大型船隻只能緩慢地改變航向。表面意識就像小船一樣，馬上就能改變方向，而潛在意識則像油輪，只能慢慢地轉向。

因此，要想控制潛在意識，最重要的就是經常朝同樣的方向發出訊息。

想變得健康，就需要一直發出想變得健康的意念。

當「主人」不斷發出這樣的命令，就會慢慢滲透到潛在意識當中。

人類的身體真的就像工廠一樣，每天都在製造著身體裡面的某個部分。接收到「該怎麼製作」的命令後，身體裡的小小「工人」就會開始動工，製造出許多的細胞，或者製造出軍隊、員警，去擊退病毒等對身體不好的外敵。

當想變得健康的意念滲透到了潛在意識，工人們接收到這個命令就會開始努力工作，開始與疾病奮戰，重新製造出強健的身體。

因此，重要的是要抱著強烈的念頭，「我要變得健康，變得健康之後，我想要做這樣的工作，想過這樣的人生」。特別是，如果在這背後還有強烈的使命感，那麼身體就會加快速度變化。

強烈的「意志力」可以改變身體

有時去進行血液檢查等醫學檢測時，有可能會出現不好的數值，但這些數值有很多都可以靠減重等來加以改善。

減重也需要意志力，強烈的意志力。和「減量」有關的事情，都需要具有強烈的意志力才行。

不過，光是想著「我要減重」，還是不夠，必須還要思索：「減重讓身體變得健康之後，自己想要做什麼。」強烈地在腦中想像，就是減重成功的祕訣。

即使減去大量體重之後，一不注意就會復胖，馬上又增加十公斤、二十公斤的體重，再度恢復到原本的樣子。

然而，假如有清楚的想法，知道「我想要做這些事」，那麼就不會復胖，維持正常的體態。這都需要強烈的意志力。

6「意念」是如何製造疾病的

製造身體的「不可思議的構造」

如前文所述，人類有著將血液變成奶水的力量。

人即使骨折，骨頭也可以再生。雖然需要纏繃帶、打石膏等等，進行許多治療，但折斷的骨頭能夠再次相接，真的是令人感到不可思議。

頭蓋骨也是一樣，各位的頭蓋骨一定比嬰兒時還大吧！頭是怎麼變大的呢？其中的原理也非常奇妙。

這就有點類似於地質物理學家所說的「板塊移動」。頭骨部分慢慢擴大，內部組織也慢慢增加。即便我們沒有自覺，但頭確實逐漸變大。另外，除了骨頭以外，腦也慢慢地巨大化。

我的頭部尺寸現在已經超過六十公分了，這個大小是無法從娘胎中出生的。人必須在頭還小的狀態下從母親身體裡出來，之後頭再逐漸長大。各位都歷經過這件非常困難的事。

其他還有許多不可思議的事情。

氧氣這種東西，很快就會與物質產生反應，原本對生物是有害的，但現在許多生物都具備著利用氧氣獲得能量的機制，想來這也真的非常神奇。

簡單地說，身體裡面每天都有工人們不斷地在從事製造工作。眼睛看不見的小小「工人」，接收到指令後，不斷地工作。

也因此，要是發錯指令可就糟糕了。

而相當於這指令的，就是一個人的人生觀——「我想要怎麼活」。發錯了這個指令，身體就會變糟。

病灶馬上就會出現，疾病是很容易就創造出來的。醫學上無法查出原因的疾病，幾乎都是由這種意念所造成的。

例如結石，在體內產生這種類似石頭的東西。從醫學上也無法清楚解釋「為什麼會有結石」，但是處於壓力非常大的狀況下，只要短短三、四小時，身體裡可能就會產生結石。

人具有製造出這種東西的能力。

自己很難察覺到的「自我破壞意念」的作用

除了結石，人也可以製造出癌細胞，人本身就具有製造出癌症的能力。

「罹患癌症」，其實就是因為自己想破壞自己的身體，想破壞自己身體的這意念發揮了作用。

當事人或許沒有自覺到是自己想要「破壞自己」，但是從他人客觀的角度看，就會發現是此人自己的意念產生了作用。

我並不是說「想要自殺的人都會得癌症」，但是如果超過自己能力範圍，太過勉強自己時，就有可能會破壞身體，導致罹患癌症而死。

強烈的責任感如果表現在好的方面也就罷了，如果因為要自我懲罰，太過苛責自己，強烈地覺得「自己是罪人」，那麼肉體就會懲罰自己。

懲罰自己的念頭太強，就會攻擊人身體較弱的地方，最後就以某種疾病的型態顯現出來。可能會得癌症，也有可能在身體其他虛弱的地方，出現癌症以外的疾病，那一定會出現在身體中最脆弱的部分。

人體就像河流一樣，如果有較弱的堤防，就會從那裡決堤導致河水氾濫。身體最弱的部分，就是病灶出現的地方。

不管任何疾病都一樣，即使封住了某種疾病的出口，它又會從別的地方「潰堤」。這真的很不可思議，但所謂的疾病，就是在尋找某個出口。自我破壞意念為了尋找出口，而製造了疾病。

近視眼的孩子「意外的真心話」

現在正在準備考試的孩子，大約有七、八成左右都有近視，多半戴著眼鏡。其中有真的眼睛不好，也有的是因為把「不想念書」的心情具體化，而導致視力惡化。

準備考試的念書時間，原本應該不至於讓眼睛惡化到這個地步。因為念書導致視力惡化變成近視眼的孩子，可能在心裡抗拒著學習。

眼睛不舒服就無法閱讀參考書或題庫、考題等等文字。眼睛不舒服，接著頭也開始痛了，這就是「不想念書」心情的表露。因此，有非常多的考生都有近視。

否則，怎麼會有這麼多近視呢？原本近視的比例是不可能這麼高的。

人們把原因歸咎於「在過去的時代中，並不像現在需要看這麼多的文字和電視，因為現代人有這樣的習慣，所以眼睛容易疲勞」。

然而人類也是一種有適應能力的生物體，如果有需要，身體一定會隨之改變來配合。「沒有配合」，就意味著「不想改變」、「並不期待如此」。

這其實表示了孩子「不想念書而比較想出去玩」的心情。

希望為人父母親的各位能清楚瞭解到這一點。

當應考準備超過當事人能力的界限時，應該要瞭解「這孩子或許不太適合」，在適當的時候放手吧！

如果這時沒有放手，會有什麼後果呢？

孩子以為「光是眼睛還不夠」，便開始產生其他的疾病，小孩子就是會有這樣的反應。

比方說，當父母親要外出或者旅行時，年紀較小的孩子馬上就會發燒。當孩子心裡覺得「我不想讓爸媽出去，我不想自己待在家裡」時，馬上就會發燒到三十八度左右。孩子可以簡單地製造疾病，直到生病為止，這花不了多少時間。

人可以產生如此多的疾病，人是有能力製造出疾病的。

工作煩惱導致疾病的情況

即使是大人也一樣，工作不順利的時候，如果不生病似乎就沒有退路。

「一天到晚被上司責罵，再這樣下去遲早會被開除」、「公司倒閉了，我好怕銀行來找我，銀行的人明天就要來了」，處於這些狀況時，就很可能會生病。

因為心想「只要生病，對方就會暫時放過我吧！」這麼一來就可以告訴對方，「我現在身體不太舒服，請再給我一點時間」。

所以身體馬上就會惡化。當別人要求「快還我錢」時，即使回答對方「不，我現在沒有能力還錢」，對方看到自己健康又有精神的樣子，往往會反駁：「你這麼健康，怎麼不再努力工作一點呢？」

就像上述所說的，在工作不順利時，人馬上就會生病，當然，也有可能是過度勞心或疲勞過度。公司倒閉之後，許多經營者就會生病，同時也有很多人在經濟上面臨困境，因而生病。

7 為什麼相信的力量可以治病？

擁有強烈的信仰心，人體的免疫力就會提高

到目前為止，我說過人有製造疾病的能力。

這表示，自己破壞了身體裡對自己有益的細胞的部分，因此保護身體的功能無法運作，喪失了防禦身體的功能，以及喪失了抵抗防禦外敵的力量。換句話說，就是「生命力」的低落。

因此，必須增強生命力才行，這非常地重要。

要怎麼樣才能增強生命力呢？答案就是要擁有信仰。世界各地的宗教都有許多「以信仰治病」的現象，有良知的醫生也說這確實有可能。

為什麼信仰能夠治病？因為有了強烈的信仰心、虔誠的信仰心，體內的免疫機能就會大幅提升。

這是理所當然的事情。

比方說，在學校的教室裡，老師每天都對學生們說：「你們都是壞孩子！你們個個都是不良分子，都是沒用的人，長大以後全都會變成罪犯。」那所有孩子一定都會走上歧途。

但也有老師採用不同的教法。

「你們每個人都是佛子、神子，就算現在不大會念書，只要出了社會後繼續不懈地努力，一定可以出人頭地。你們的父母親不也都是很了不起的人嗎？

你們要為這個世界帶來貢獻，你們具有這樣的素質，天生我才必有用。只要努力，一定可以開創自己的前程。」

在這種指導下成長的孩子們，不管在運動或者學習等許多層面，都會逐漸有好的表現。

信仰也是一樣。

請不要把信仰的力量視為非科學的「謊言」。

雖然只是學校老師的一句話，卻有可能改變一個人。事實上，話語確實具有改變人的力量。老師雖然不是以宗教、信仰的立場來說話，但話語具有可以改變孩子們未來的力量。

同樣地，信仰的力量也具備改變各位未來的能力。信仰可以給你活下去的勇氣、自信、忍耐力，以及堅忍堅毅的力量。這麼一來，這股力量就會滲透到身體的每一個細胞中，讓細胞活化起來，免疫力就會相對地提高。

從疾病中重新站起來，活出充實的人生

閱讀本書的各位，如果有人罹患疾病，那麼請務必用信仰的力量向自己全身、身體的整體發出強烈的意念。「自己的肉體就是一座工廠，工廠裡每天都在製造細胞。自己的肉體每天都在進行替換，每天都會製造出新的細胞來汰舊更新。」

因為工廠不斷地製造瑕疵品，所以身體才會生病。所以必須將製造出的零件，換成更好的零件才行。

「我想要以信仰之名，活出精采的人生。為了這個社會、為了他人，為了世界人類，我要行好事，好好地成就今生。所以請賜給我力量吧！」必須要抱持這種強烈的意念，命令自己的潛在意識。

如果各位能本著這種信仰心，持續不斷地保持開朗之心、積極之心，以及待人親切之心，還有自己不吝惜地付出努力、精進之心，那麼身體的不適、異狀，疾病等等，一定會好轉。

當然人都有壽命期限，終究難免一死。

不過，應該要期望「在人生中有需要的時候、自己必須工作的時候、家人需要自己的時候，不要因病而死，等到徹底走完此生的路程，再『畢業旅行』到那個世界」。

應該要強烈地祈求：「不要在痛苦了幾十年後，只會給身邊的人帶來困擾，在他人嫌惡的眼光中死去。我想要徹底成就我的人生，然後能對所有人說聲：『各位，我先走一步了，再見！』好好地從人生光榮畢業。」

世間生命終有極限，但重要的是「如何度過充實的人生」。並非只有延長壽命才是好事，重要的是持續保持「充實自己內在」的強烈意念。

請告訴自己：「信仰心可以提高免疫力。免疫力提高、促進細胞的新陳代謝後，就可以擊潰癌細胞等病變。」

只要強烈地相信，身體就會有實際的變化。

就連血管也會改變，即使血管阻塞、血流停止，只要心想：「我一定要活下來好好工作，為這個社會徹底盡心盡力。」那麼血管就會自己設法繞道，在其他地方製造出另一條分支。毛細管亦將漸漸變粗，開始有血液流通。

人原本就有這種重建自己身體的力量。

你也有創造人生奇蹟的力量

每個人都有「創造奇蹟的能力」。

或許會有很多人靠我這本《超級絕對健康法》，治好了疾病。這本書證明了「信仰心具有多大的力量」，幾乎所有的病皆能痊癒。

為什麼呢？我曾經說過許多次，各位每個人都是佛子、神子，所以佛神能辦得到的事，各位也都辦得到。

當然，如果要「治癒全人類的疾病」是很不得了的事，各位也並沒有這麼重大的使命。可是，至少在自己身上，或者自己的家人身上，是可以創造出奇蹟的，這種程度的奇蹟是被允許的。

讓自己身體變好的奇蹟，其實很簡單就能創造出來。既然能百分之百製造出疾病，當然也希望能近乎百分之百發生疾病痊癒的機率。

控制精神和肉體，成為「人生的主角」

現在身陷疾病的人，請試著思考以下這些話。

「現在的我，可不能就這樣死去，可不能死於這種病。不管醫生怎麼告訴我：『你只剩下三個月』、『你只剩下一年』、『你一輩子都不會好了』、『你要一輩子吃這種藥』，但是人的身體不就像是河流一樣嗎？會不斷地改變，每一天都在新陳代謝。只要替換了好的東西，肉體也會全部變得健康。」

即便被診斷說「內臟變得不好」，但內臟的細胞還是會全部替換過。

如果內臟的某個地方不好，不斷地在製造這不好的東西，那也不是一件簡單的事，因為就像一個工廠永遠只在製造瑕疵品一樣。

照理來說，原本是可以製造出健康的內臟，但自己卻勉強自己一直製造不健康的內臟，那其實是相當難受的。

所以，包含潛在意識在內，各位必須要好好地控制自己的精神和肉體。

從這一點來說，各位必須要當自己「人生的主角」。做為一個將精神寄宿於肉體中之人，必須要成為人生的主角才行。

為此，我提供了許多讓各位能好好扮演主角的資料。請各位靠自己的力量，克服眾多試煉。

後記

如果你發現了愛爾康大靈所擁有的奇蹟療癒力量，那麼對你來說，價值一億元的中獎彩券，也只不過是一張紙片。

在此要將封印在現代物質文明社會中，被人們遺忘已久的治癒疾病之神祕機制，公諸於世。

現在，我要給你奇蹟的再生力量。密碼僅是簡短的三個字，那就是「信仰心」。

所謂的「超級絕對健康法」，藉由抱持著「不退轉的信仰心」，即能實現。

我是光、是根源，就是這道光創造出你的生命，對此不可忘記。

二〇〇九年　二月

幸福科學集團創立者兼總裁　大川隆法

HAPPY SCIENCE

幸福科學集團介紹

幸福科學透過宗教、教育、政治、出版等活動，以實現地球烏托邦為目標。

幸福科學

一九八六年立宗。信仰的對象為地球靈團至高神「愛爾康大靈」。幸福科學信徒廣布於全世界一百多個國家，為實現「拯救全人類」之尊貴使命，實踐著「愛」、「覺悟」、「建設烏托邦」之教義，奮力傳道。

愛

幸福科學所稱之「愛」是指「施愛」。這與佛教的慈悲、佈施的精神相同。信眾透過傳遞佛法真理，為了讓更多的人們能度過幸福人生，努力推動著各種傳道活動。

覺悟

所謂「覺悟」，即是知道自己是佛子。藉由學習佛法真理、精神統一、磨練己心，在獲得智慧解決煩惱的同時，以達到天使、菩薩的境界為目標，齊備能拯救更多人們的力量。

建設烏托邦

我們人類帶著於世間建設理想世界之尊貴使命，而轉生於世間。為了止惡揚善，信眾積極參與著各種弘法活動。

入會介紹

在幸福科學當中，以大川隆法總裁所述說之佛法真理為基礎，學習並實踐著「如何才能變得幸福、如何才能讓他人幸福」。

入會

想試著學習佛法真理的朋友

若是相信並想要學習大川隆法總裁的教義之人，皆可成為幸福科學的會員。入會者可領受《入會版「正心法語」》。

三皈依誓願

想要加深信仰的朋友

想要做為佛弟子加深信仰之人，可在幸福科學各地支部接受皈依佛、法、僧三寶之「三皈依誓願儀式」。三皈依誓願者可領受《佛說・正心法語》、《祈願文①》、《祈願文②》、《向愛爾康大靈的祈禱》。

幸福科學於各地支部、據點每週皆舉行各種法話學習會、佛法真理講座、經典讀書會等活動，歡迎各地朋友前來參加，亦歡迎前來心靈諮詢。

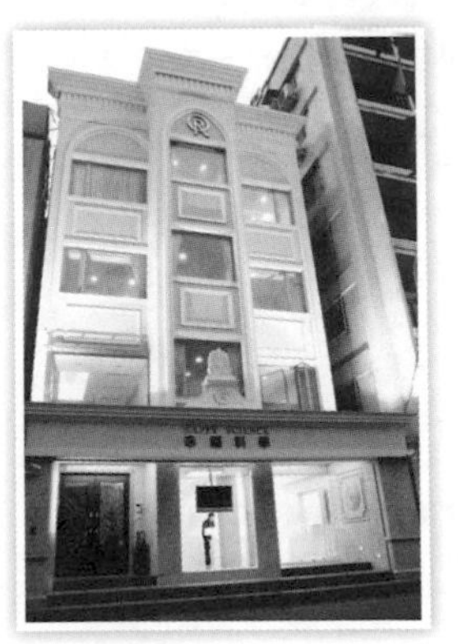

台北支部精舍
台北市松山區敦化北路 155 巷 89 號

幸福科學台灣代表處
台北市松山區敦化北路 155 巷 89 號
02-2719-9377
taiwan@happy-science.org
FB：幸福科學台灣

幸福科學馬來西亞代表處
No 22A, Block 2, Jalil Link Jalan Jalil Jaya 2, Bukit Jalil 57000, Kuala Lumpur, Malaysia
+60-3-8998-7877
malaysia@happy-science.org
FB：Happy Science Malaysia

幸福科學新加坡代表處
477 Sims Avenue, #01-01, Singapore 387549
+65-6837-0777
singapore@happy-science.org
FB：Happy Science Singapore

超級絕對健康法 奇蹟的再生力量

超・絶対健康法 —奇跡のヒーリングパワー—

作　　者／大川隆法
翻　　譯／幸福科學經典翻譯小組
封面設計／Lee
內文設計／顏麟驊

出版發行／台灣幸福科學出版有限公司
104-029 台北市中山區中山北路三段 49 號 7 樓之 4
電話／ 02-2586-3390　傳真／ 02-2595-4250
信箱／ info@irhpress.tw
法律顧問／第一法律事務所　余淑杏律師

總 經 銷／旭昇圖書有限公司
235-026 新北市中和區中山路二段 352 號 2 樓
電話／ 02-2245-1480　傳真／ 02-2245-1479

幸福科學華語圈各國聯絡處／
台　　灣　taiwan@happy-science.org
地址：台北市松山區敦化北路 155 巷 89 號（台灣代表處）
電話：02-2719-9377
官網：http://www.happysciencetw.org/zh-han
香　　港　hongkong@happy-science.org
新 加 坡　singapore@happy-science.org
馬來西亞　malaysia@happy-science.org
泰　　國　bangkok@happy-science.org
澳大利亞　sydney@happy-science.org

書　　號／978-986-06528-6-4
初　　版／2021 年 11 月
定　　價／380 元

國家圖書館出版品預行編目(CIP)資料

超級絕對健康法：奇蹟的再生力量／大川隆法作；幸福科學經典翻譯小組翻譯. -- 初版. -- 臺北市：台灣幸福科學出版，2021.11
208 面；14.8×21公分
譯自：超・絶対健康法：奇跡のヒーリングパワー
ISBN 978-986-06528-6-4（平裝）
1. 宗教療法　2. 靈修
418.982　　110011503

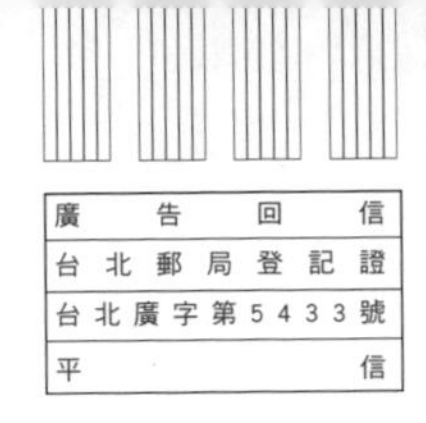

廣 告 回 信
台北郵局登記證
台北廣字第5433號
平 信

IRH Press Taiwan Co., Ltd.

台灣幸福科學出版有限公司

104-029 台北市中山區中山北路三段49號7樓之4

台灣幸福科學出版　編輯部　收

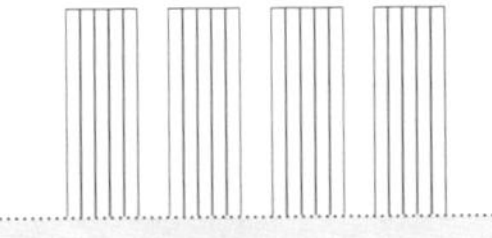

請沿此線撕下對折後寄回或傳真，謝謝您寶貴的意見！

超級絕對健康法

大川隆法

Ryuho Okawa

台灣幸福科學出版有限公司

超級絕對健康法
讀者專用回函

非常感謝您購買《超級絕對健康法》一書，
敬請回答下列問題，我們將不定期舉辦抽獎，
中獎者將致贈本公司出版的書籍刊物等禮物！

讀者個人資料　※本個資僅供公司內部讀者資料建檔使用，敬請放心。

1. 姓名：　　　　　　　　性別：☐男　☐女
2. 出生年月日：西元　　　　年　　　　月　　　　日
3. 聯絡電話：
4. 電子信箱：
5. 通訊地址：☐☐☐-☐☐
6. 學歷：☐國小 ☐國中 ☐高中／職 ☐五專 ☐二／四技 ☐大學 ☐研究所 ☐其他
7. 職業：☐學生 ☐軍 ☐公 ☐教 ☐工 ☐商 ☐自由業☐資訊 ☐服務 ☐傳播 ☐出版 ☐金融 ☐其他
8. 您所購書的地點及店名：
9. 是否願意收到新書資訊：☐願意　☐不願意

購書資訊：

1. 您從何處得知本書的訊息：（可複選）☐網路書店　☐逛書局時看到新書　☐雜誌介紹　☐廣告宣傳　☐親友推薦　☐幸福科學的其他出版品　☐其他
2. 購買本書的原因：（可複選）☐喜歡本書的主題　☐喜歡封面及簡介　☐廣告宣傳　☐親友推薦　☐是作者的忠實讀者　☐其他
3. 本書售價：☐很貴　☐合理　☐便宜　☐其他
4. 本書內容：☐豐富　☐普通　☐還需加強　☐其他
5. 對本書的建議及觀後感
6. 您對本公司的期望、建議…等等，都請寫下來。

IRH Press Taiwan Co., Ltd.
台灣幸福科學出版有限公司

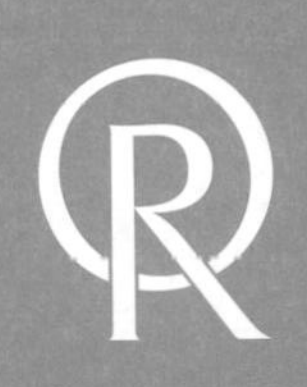

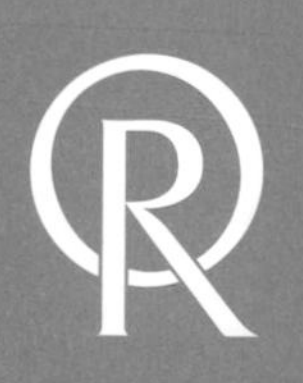